# 疼痛预防与康复丛书

总主编　王锡友　曹克刚

# 三叉神经痛

主编　王　军　郑贤程

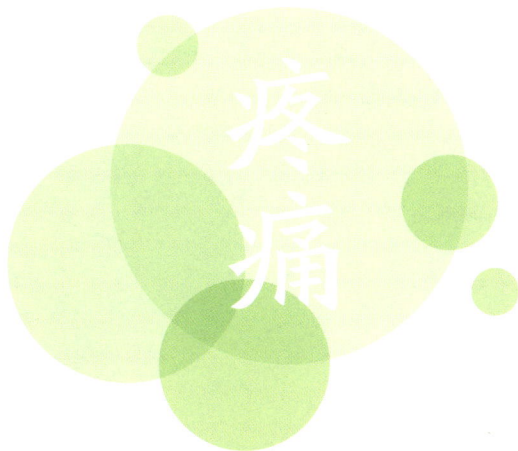

疼痛

中国健康传媒集团
中国医药科技出版社　·北京

# 内 容 提 要

本书是"疼痛预防与康复丛书"之一。本书梳理了临床上大家普遍关注的三叉神经痛问题,用简洁、通俗的语言,以问答的形式,从三叉神经痛的基础知识、三叉神经痛与其他疾病疼痛的区别、三叉神经痛的治疗、三叉神经痛的康复和三叉神经痛的预防等5个方面进行了系统总结和详细论述。本书旨在向被三叉神经痛困扰的患者及其家属客观全面地介绍三叉神经痛疾病的相关知识,图文并茂,配有视频,适合基层医生、三叉神经痛患者及其家属阅读学习。

## 图书在版编目(CIP)数据

三叉神经痛 / 王军,郑贤程主编. -- 北京:中国医药科技出版社,2025.7. -- (疼痛预防与康复丛书).
ISBN 978-7-5214-5141-2

Ⅰ.R277.751

中国国家版本馆 CIP 数据核字第 202515195N 号

**美术编辑** 陈君杞
**版式设计** 也 在

出版 **中国健康传媒集团** | 中国医药科技出版社
地址 北京市海淀区文慧园北路甲 22 号
邮编 100082
电话 发行:010-62227427 邮购:010-62236938
网址 www.cmstp.com
规格 880×1230mm $\frac{1}{32}$
印张 $4\frac{5}{8}$
字数 106 千字
版次 2025 年 7 月第 1 版
印次 2025 年 7 月第 1 次印刷
印刷 天津市银博印刷集团有限公司
经销 全国各地新华书店
书号 ISBN 978-7-5214-5141-2
定价 35.00 元

获取新书信息、投稿、为图书纠错,请扫码联系我们。

## 总主编简介

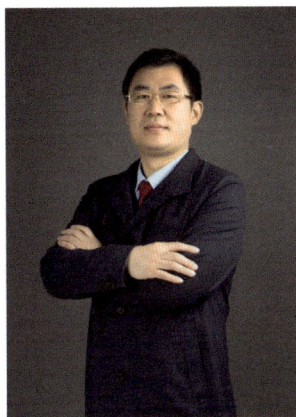

王锡友

　　北京中医药大学东直门医院推拿疼痛科主任，主任医师，硕士生导师，臧福科教授全国名老中医工作室继承人，北京中医药"薪火传承3+3工程"孙呈祥教授名医工作室继承人。现任中华中医药学会疼痛学分会副主任委员兼秘书长，中华中医药学会小儿推拿外治分会常务委员，中国民族医药学会推拿分会副主任委员，中国中医药信息学会治未病分会副主任委员，中国中药协会中医药适宜技术专业委员会常务委员，北京中医药学会疼痛专业委员会主任委员，北京市中西医结合学会宫廷正骨学术研究专业委员会副主任委员，北京医师协会疼痛专科医师分会常务理事，北京中医药学会按摩专业委员会副主任委员。现任《中国医药导报》杂志编委，《北京中医药》杂志审稿专家，《中国民间疗法》杂志编委。

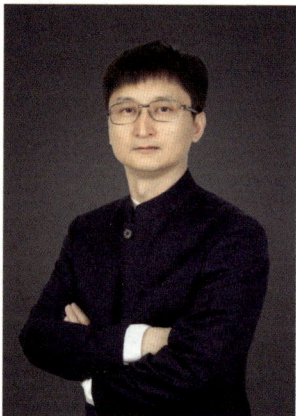

# 总主编简介

## 曹克刚

　　北京中医药大学博士研究生导师，博士后合作导师，北京中医药大学东直门医院中医脑病主任医师。北京市科技新星，全国优秀中医临床人才，首都中青年名中医，国家中医药管理局"青年岐黄学者"，北京中医药新时代 125 工程领军人才。长期从事中医药防治中风、头痛等脑系疾病的临床与基础研究。现任中国农村卫生协会中医药专业委员会副主任委员兼秘书长，世界中医药学会联合会脑病专业委员会副秘书长，中华中医药学会脑病分会常委，中华中医药学会信息学分会副秘书长，承担国家科技重大专项、国家重点研发计划、国家自然科学基金和国家科技支撑计划等多项国家级课题。

# 主编简介

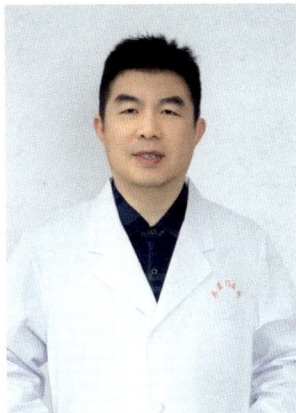

## 王 军

　　北京中医药大学东直门医院针灸科一区主任，主任医师，博士生导师，国家中管局首届针灸优势学科、北京"十四五"中医药重点专科负责人，兼任中国针灸学会新九针专委会副主任委员、脐疗专业委员会副主任委员、世界中医药学会联合会外治方法技术专业委员会常务理事、《中国针灸》杂志编委、《中华中医药杂志》审稿人等。主要研究方向是针灸经典理论与临床研究，主持省部级、局级和校级课题等10余项，以第一或通讯作者发表学术论文52篇，SCI论文7篇，出版著作4部，参与编写国家统编教材7本，拥有专利5项，获学会科技进步三等奖1项。第五批全国中医临床优秀人才，获首届北京中医行业榜样、北京市东城区"最佳博爱奖"优秀医师、2023年中国中医药京津冀协同发展（京衡名片工程）"榜样人物"等称号。

## 主编简介

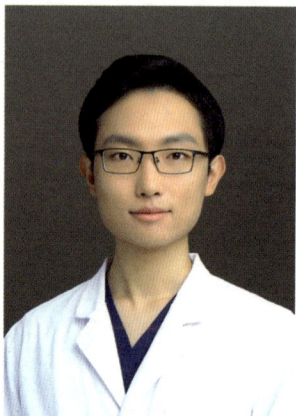

### 郑贤程

　　首都医科大学附属复兴医院针灸骨伤科医师，中国中医药研究促进会青年医师分会理事，省级非物质文化遗产"张氏传统整骨技法"第六代传承人。曾获第六届中国国际"互联网+"大学生创新创业大赛北京赛区二等奖、北京地区高校大学生优秀创业团队三等奖、北京中医药大学第三届"新奥·杏林杯"创新创业大赛金奖、北京市普通高等学校优秀毕业生。主要研究方向是针灸、推拿的理论研究与临床应用，主持课题 1 项，参与国家级、省部级、局级和校级课题等 10 项，发表学术论文 13 篇，参编著作 2 部，拥有专利 4 项。

# 丛书编委会

总主编　王锡友　曹克刚

编　委　（按姓氏笔画排序）

# 本书编委会

主　　编　王　军　郑贤程

副 主 编　闫超群　杨泽秋　张敬石

编　　者（按姓氏笔画排序）

王　军（北京中医药大学东直门医院）

石安琪（北京中医药大学东直门医院）

刘国韵（北京中医药大学东直门医院）

闫超群（北京中医药大学东直门医院）

玛木克·叶热巴克（北京中医药大学东直门
医院）

李凌华（北京中医药大学东直门医院）

杨泽秋（北京中医药大学东直门医院）

张敬石（北京中医药大学东直门医院）

陈懿超（上海市第一人民医院）

郑贤程（首都医科大学附属复兴医院）

袁一坤（北京中医药大学东直门医院）

曹子敏（北京中医药大学东直门医院）

惠志远（深圳市龙岗区第五人民新木社区
健康服务中心）

# 序

疼痛，这个看似平常却影响深远的感受，正悄然侵蚀着千万人的生活质量。头痛欲裂、颈肩僵硬、腰背酸痛、神经刺痛……这些挥之不去的困扰，让简单的日常活动变得艰难，让原本的活力与笑容蒙上阴影。特别是在当下这个时代，生活节奏快、工作压力大，再加上我们国家人口老龄化趋势明显，疼痛问题越来越普遍，也越来越复杂。很多人对疼痛的认识存在误区：要么觉得"忍忍就过去了"，结果小痛拖成大病；要么过度恐慌，病急乱投医。这都反映出，我们太需要科学、系统、实用的疼痛知识普及了！

正因如此，当我看到这套凝聚了国内疼痛领域众多顶尖专家心血的《疼痛预防与康复丛书》时，感到由衷的欣慰和振奋。它的出版，恰逢其时，意义重大。

第一，这套丛书"接地气"，解决的是老百姓最常遇到的"痛点"。它没有好高骛远，而是精准聚焦在偏头痛、三叉神经痛、肩臂痛、腰背痛等最常见也最让人烦恼的疼痛问题上。这些都是我们临床工作中天天碰到，患者反复诉说的痛苦来源。丛书针对这些问题，把深奥的医学知识掰开了、揉碎了，用大家都能听懂的语言讲清楚：疼痛是怎么来的？有什么规律？日常生活中哪些习惯容易诱发？核心目标就是帮助大家"识痛""懂痛"，不再稀里糊涂地忍受。

第二，这套丛书真正抓住了疼痛防治的"牛鼻子"——"预防"与"康复"。丛书名《疼痛预防与康复丛书》就点明了精髓，不只是告诉大家病了怎么治，更强调"没痛时怎么防，有痛时怎么科学地康复"。书中提供了大量来自专家临床实践、切实可行的建议：从日常怎么坐、怎么站、怎么动，到如何识别疼痛风险、早期自己判断，再到疼痛发生后的家庭康复锻炼、减少复发的方法。这就像给大家配备了一套"健康工具箱"，让每个人都能在专业医疗之外，主动管理好自己的疼痛问题，从"被动挨打"变成"主动防御"。

第三，这套丛书架起了医患之间沟通的"桥梁"。疼痛的感受很主观，医生诊断治疗，非常依赖患者准确描述自己的情况。这套丛书普及了很多疼痛相关的医学术语和基本概念，帮助大家能更清晰、更准确地跟医生交流自己的不适。患者明白了，医生解释治疗方案也更容易，这样配合起来更顺畅，治疗效果自然更好。可以说，这套丛书是促进医患同心、共克疼痛的好帮手。

第四，这套丛书的编写团队阵容非常强大，由北京中医药大学东直门医院、中国医学科学院阜外医院等国内顶尖医疗机构的权威专家领衔。像王锡友教授、曹克刚教授等，都是各自领域的佼佼者，既有深厚的理论功底，又有极其丰富的临床经验。他们亲自执笔，确保了内容的科学性、权威性和实用性。书中的建议，不是纸上谈兵，而是经过千锤百炼的实战经验总结。

朋友们，健康是幸福生活的基础，而远离疼痛是健康的重要保障。普及疼痛防治知识，提升全民健康素养，是我们建设"健康中国"不可或缺的一环。这套《疼痛预防与康复丛书》，正是响应这一国家战略的具体行动。它不仅是饱受疼痛困扰者的"及时雨"，也是每个关爱自身和家人健康者的"枕边书"。愿这套丛书如同一盏明灯，照亮大家认识疼痛、管理疼痛的道路，帮助更多人摆脱疼痛的困扰，重拾无痛生活的自在与尊严，享受健康、充实、有品质的人生！

唐学章

中华中医药学会疼痛学分会主任委员

2025 年 5 月于北京

# 前　言

在现代社会的激流中，快节奏的生活、繁重的工作压力以及不可逆转的人口老龄化趋势，使得疼痛——这种无声而普遍的疾苦——正日益成为侵蚀大众健康、降低生活质量的显著威胁。偏头痛、三叉神经痛、肩臂痛、腰背痛……它们如同无形的枷锁，困扰着无数人的日常生活，消磨着生命的活力与尊严。疼痛远非简单的"不适感"，其背后隐藏着复杂的生理病理机制。然而，公众对疼痛的认知常陷入误区——或过度恐惧，或麻痹忽视。

为了系统性、科学性地普及疼痛预防与康复知识，回应社会日益增长的健康需求，助力公众掌握健康主动权，我们编写了这套《疼痛预防与康复丛书》。本丛书围绕当下最为常见、困扰人群最为广泛的疼痛问题，组织了具有较高学术素养和丰富临床诊疗经验的国内相关领域权威专家编写，从而确保了内容的科学性、实用性、前沿性与普及性的高度统一。

本丛书以问题为导向，覆盖核心痛症，突出"预防"与"康复"，重视"未痛先防"与"既痛能康"，运用深入浅出、通俗易懂的语言，系统阐释各类常见疼痛的病因、发病机制和发展规律，旨在为不同人群提供切实可行的预防策略和康复路径。从日常生活中的科学姿势、合理运动，到风险因素的识别与规避；从疼痛初起的自我评估、正确应对，到康复锻炼的实用技巧。本丛书力求引导公众走出认知误区，建立科学、理性的疼痛观，从疼痛的被动承受者转变为自身健康的积极管理者。

本丛书的出版得到了各分册主编的大力支持，凝聚了所有编委的心血与智慧。他们不仅是各自领域的学术翘楚和临床大家，更是怀揣医者仁心、积极投身健康科普事业的躬行者。我们谨向所有参与编写的专家致以最崇高的敬意与最诚挚的感谢，是他们的倾力奉献、严谨治学和对读者疾苦的深切共情，成就了这套丛书。

由于时间所限，丛书编写过程中难免有不足之处，期盼各位读者在阅读和使用过程中对丛书的不足提出宝贵意见，以便将来再版时不断完善。

编　者

2025 年 4 月

# 编写说明

疼痛是临床中最常见的症状之一，也是日常生活中身体给我们发出的最重要的提示信号之一，预警身体可能出现问题，需要尽快处理。因此，如何更及时、准确地识别疼痛，如何更精准、高效地治疗疼痛，是预防保健、诊疗康复中十分重要的课题。随着社会的发展，人民健康意识的提高，在实施健康中国战略目标的背景下，本套《疼痛预防与康复丛书》的编写与出版，是适应社会需求，为民众提供一个正规、可信的科普著作，也为基层医生提供一份系统、前沿的参考资料。

三叉神经痛是一种疼痛剧烈、缠绵难愈的神经系统疾病，在我国的患病率约为（5.2~18.2）/万，既可由三叉神经本身病变导致，也可由其他疾病影响三叉神经而继发疼痛，可因说话、饮食、洗漱等日常生活因素诱发，长期、反复地损害患者的身心健康，严重降低患者的生命质量。由于其发作突然、疼痛剧烈、扳机点诱发、渐进加重，需尽早诊断，规范治疗，以免延误病情，日趋加重，遗留长期痛苦。

俗言：三分治，七分养。三叉神经痛的康复包括治疗与调养防护两方面，其中治疗是关键，防护是重点。治疗与防护也各有主次之分。治疗的重点在医者，但需要患者知晓自己是否可能患有三叉神经痛，有哪些治疗方法可以选择，什么情况下选择什么治疗方法。只有正确地选择治疗，才有可能抓住时机得到正确的治疗。防护的重点在患者，如果医者能够给予合理的建议，科学的防护方法，或者患者具备相关的知识，防护将会变得精准，康复效果会更好。为了让三叉神经痛患者更全面地了解自己的病情、科学地选择治疗和防护方法，并提高基层医生中西医结合诊治三叉神经痛的能力，特组织编写《三叉神经痛》这一分册。

本书编者本着专业与科普并重、认知与治养并举、中医与西医联合、医者与患者兼顾、系统与重点兼具的原则，完成了本书内容的搜集、整理、编写及绘图、视频录制等工作。

本书分为 5 个章节，以问答的形式对三叉神经痛进行了介绍，包含了相关基础知识、流行病学、病因病机、诊断与鉴别诊断、中医与西医治疗、就医建议和预防调护等内容。另以知识链接的形式对正文中的部分专业名词进行了解释，以降低阅读门槛，方便缺乏相关专业知识的读者流畅阅读；随文配有图片和视频，对正文关键内容进行总结和提示，丰富了内容的呈现形式，也方便读者快速、准确地把握要点。

对于本书中的治疗方法，需在专业医生的指导下进行选择和使用，务必注意医疗安全。

本书的 5 个章节分别由杨泽秋、张敬石、郑贤程、王军和闫超群负责，由曹子敏、陈懿超、惠志远、李凌华、刘国韵、玛木克·叶热巴克、石安琪、袁一坤进行资料搜集、整理、编写；全书由郑贤程统稿，并负责配图绘制、视频录制，张敬石、李凌华参与了视频的录制；全书由王军进行最后的审定。

由于时间所限，编写过程难免有疏漏和不足之处，恳请各位读者提出宝贵意见，以便日后修订完善。

编　者
2025 年 3 月

# 目录

## 第一章
## 三叉神经痛的基础知识

第四章

## 三叉神经痛的康复

### 第五章

# 三叉神经痛的预防

# 第一章
## 三叉神经痛的基础知识

什么是三叉神经?

什么是三叉神经痛?

三叉神经痛的分类有哪些?

三叉神经痛的常见诱因有哪些?

哪类人群容易患三叉神经痛?

……

## ❓ 001

# 什么是三叉神经？

　　三叉神经是十二对脑神经之一，是感觉运动混合神经，也称为第Ⅴ对脑神经，它从脑干部发出后，即分成较粗的感觉神经根及较细的运动神经根（视频1）。感觉神经在穿出脑膜后汇合成一个大的神经节，即半月神经节，这是神经细胞之所在。半月神经节分出三支周围神经，分别经由颅底三个小洞穿出，分布到颜面部，主司脸部表浅感觉。其中第Ⅰ支分布于额顶部，又称为眼神经；第Ⅱ支分布于面颊部，又称为上颌神经；第Ⅲ支分布于下颌部，又称为下颌神经（图1-1）。

　　三叉神经的运动神经根起于脑桥三叉神经运动核，自脑桥基底部与小脑中脚交界处出脑，位于三叉神经感觉神经根下内侧，其纤维并入下颌神经（第Ⅲ支），经卵圆孔出颅，支配颞肌、咬肌、翼状肌等咀嚼肌。

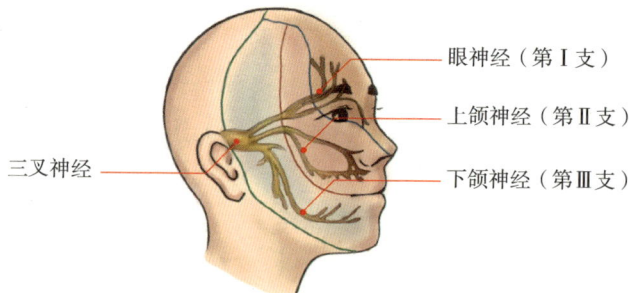

图 1-1　三叉神经的分支和支配区域

**知识链接**

　　脑神经，也称"颅神经"，是从脑发出的左右成对的神经，属于周围神经系统。人的脑神经共 12 对，分别是：Ⅰ嗅神经、Ⅱ视神经、Ⅲ动眼神经、Ⅳ滑车神经、Ⅴ三叉神经、Ⅵ外展神经、Ⅶ面神经、Ⅷ位听神经、Ⅸ舌咽神经、Ⅹ迷走神经、Ⅺ副神经和Ⅻ舌下神经，它们主要分布于头面部，其中迷走神经还分布到胸腹腔内脏器官。在这 12 对脑神经中，第Ⅰ、Ⅱ、Ⅷ对是感觉神经，第Ⅲ、Ⅳ、Ⅵ、Ⅺ、Ⅻ对是运动神经，第Ⅴ、Ⅶ、Ⅸ、Ⅹ对是混合神经。

　　感觉神经是指能接受身体内部或外部的刺激，还能够将兴奋传至中枢神经系统的神经元，也叫作感觉神经元、传入神经。运动神经是指能将神经冲动从中枢向周围传递，并引发肌肉、腺体等效应器产生活动的神经元，也叫作运动神经元、传出神经。混合性脑神经由运动神经和感觉神经混合而成，兼有两者的功能，三叉神经就是感觉运动混合神经。

　　神经节是功能相同的神经元细胞体在中枢以外的周围部位集合而成的结节状构造，表面包有一层结缔组织膜，其中含血管、神经和脂肪细胞。

## ❓002

什么是三叉神经痛？

视频 2

三叉神经痛是一种常见的周围神经疾病，主要表现为一侧面部三叉神经分布区内反复发作的阵发性剧烈疼痛，是三叉神经中感觉神经异常所致的临床病症，常见疼痛包括头皮、前额、眼、鼻、唇、面颊、上颌和下颌部等部位的疼痛（视频 2）。

国外研究发现，女性的三叉神经痛患病率较高，女性和男性患三叉神经痛的比例约为（1.6~3）∶1，发病年龄常在 37~67 岁之间，平均年龄为 58.7 岁。我国的三叉神经痛患病率约为（5.2~18.2）/万，是一种发病率较高的神经痛，发病率可随年龄增长而提高，48~59 岁之间是此病的高发期，患者群体中女性和男性比例约为 1.5∶1，发病部位右侧多于左侧，且上颌神经（第Ⅱ支）和下颌神经（第Ⅲ支）受影响概率最大（图 1-2）。

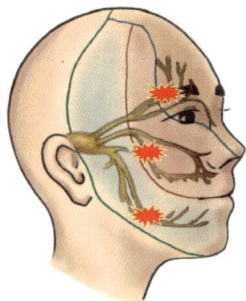

图 1-2　三叉神经痛

**?003**

# 三叉神经痛的分类有哪些？

三叉神经痛按其发病的原因可分为原发性三叉神经痛和继发性三叉神经痛两类。

原发性三叉神经痛是指具有临床症状，但应用各种检查未发现与发病有关的器质性病变。目前为止，尚未明确其病因和发病机制。

继发性三叉神经痛除有临床症状外，临床及影像学检查可发现器质性病变，如肿瘤、炎症和血管畸形等。继发性三叉神经痛多见于40岁以下中、青年人，诱发因素不明显，疼痛常呈持续性。常用脑部CT、MRI和鼻咽部活组织检查等帮助诊断。

---

**知识链接**

CT即电子计算机断层扫描，它是利用精确准直的X线束、γ射线等，与灵敏度极高的探测器一同，围绕人体的某一部位做一个接一个的断面扫描，具有扫描时间快、图像清晰等特点，可用于多种疾病的检查。根据所采用的射线不同可分为X射线CT（X–CT）、γ射线CT（γ–CT）等。

MRI即核磁共振扫描，它是一种利用磁场和射频对体内氢原子进行成像的检查方法，可以检查出脑、脊髓、心脏、关节等部位的病变。MRI检查不适合患有幽闭恐惧症的患者，也不适合体内有金属物品的患者（特定材质的金属物品不影响 MRI 检查，具体情况须与医生确认）。

对于大家最关心的检查有无辐射的问题：与 CT 扫描和 PET 扫描不同，MRI 不使用 X 线，所以一般认为无辐射。但是有无辐射并不是选择作何种检查的标准，应由具体病情决定，应听从专业医生的建议。

## ? 004

## 三叉神经痛的常见诱因有哪些？

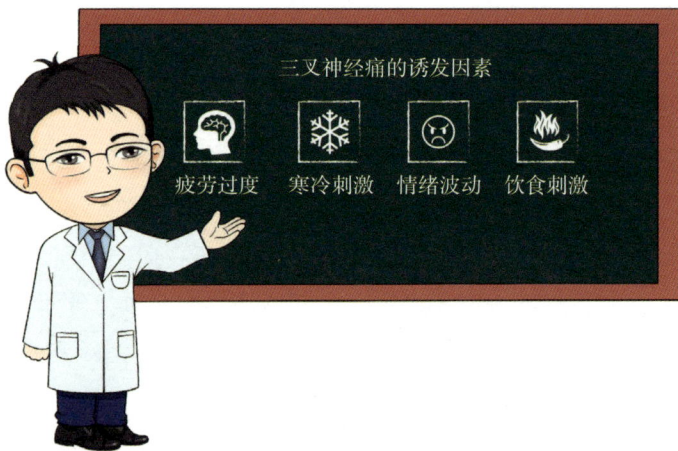

三叉神经痛的诱发因素

疲劳过度　　寒冷刺激　　情绪波动　　饮食刺激

## 1 疲劳过度

三叉神经属于周围神经系统，又是十二对脑神经之一，与躯体和脑力疲劳过度有明显关系，尤其是脑力疲劳。用脑过度使大脑处于超负荷运转的状态中，会让其神经功能受到影响甚至损伤，从而诱发或加重三叉神经痛。除此之外，还有可能引发其他的神经病变，对精神状态也有一定的影响。因此，在预防三叉神经痛的过程中要注意劳逸结合，充分休息，尤其不宜进行长时间、高强度的脑力活动。

## 2 寒冷刺激

寒冷的刺激可能会激发三叉神经痛的发作，寒冷导致血管收缩、痉挛，从而引起三叉神经痛。因此，三叉神经痛患者一定要注意保暖，切忌一时贪凉而感染风寒。

## 3 情绪波动

情绪波动也是三叉神经痛常见诱因，如过度的紧张、焦虑、抑郁等负面情绪可能导致三叉神经受到刺激，可诱发或加重三叉神经痛。三叉神经痛的患者在日常生活中应保持稳定的情绪、良好的心态，尽量避免长期处于负面情绪当中。

## 4 饮食刺激

三叉神经痛还可能因饮食不当引发。有些患者可能因摄入较多刺激性较强的食物诱发三叉神经痛；有些患者为了减重，营养摄入不足，也可能引发三叉神经痛。所以，合理饮食，避免暴饮暴食、过食辛辣厚味，避免过度节食，是避免或减轻三叉神经痛的重要手段。

## ?005

# 哪类人群容易患三叉神经痛？

　　三叉神经痛的易发人群年龄多在 40 岁以上，以中、老年人为多，女性多于男性。老年人因为血管弹性差，更容易压迫脑神经，所以三叉神经痛的发作概率较年轻人大。除此之外，长期处于疲劳、紧张状态或饮食不规律的人群，更容易患三叉神经痛。

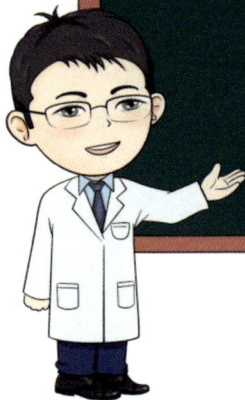

三叉神经痛的易发人群
中老年人
女性
长期疲劳者
长期紧张者
饮食不规律者

## ? 006

# 三叉神经痛会传染吗?

传染病是指由病原体(如细菌、病毒、真菌和寄生虫等)引起的,能够在生物之间传播的疾病。传染病的特点是具有传染性,即能够从感染者传播到健康人,通常具有特定的传播途径、易感人群和流行病学特征。

三叉神经痛是一种神经系统疾病,主要表现为颜面部反复发作的剧烈疼痛,它通常不是由细菌、病毒或其他可传播的微生物引起的,因此不会传染。

三叉神经痛的病因目前尚不完全清楚,但可能与血管压迫神经、神经炎症或退化等因素有关。如果您或您身边的人患有三叉神经痛,无须担心通过日常接触传染给他人。对于患者的治疗和护理,应当侧重于缓解疼痛和改善生活质量。

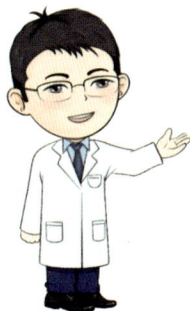

传染性病原体:细菌、病毒、真菌和寄生虫等
三叉神经痛不会传染

## ? 007

### 三叉神经痛的发病特点有哪些？

视频 3

#### 1 疼痛部位

三叉神经痛的疼痛部位以右侧多见，疼痛多由面颊、口腔或下颌的某一点开始，放射到三叉神经某一支或多支，以第Ⅱ支、第Ⅲ支发病最为常见。三叉神经痛的疼痛范围一般不会超越面部中线，亦不超过三叉神经分布区域，多数患者发于一侧颜面部，只有约 3% 的患者会出现双侧三叉神经痛。

#### 2 疼痛性质

三叉神经痛的疼痛发作较为剧烈，常呈刀割样、针刺样、撕裂样、烧灼样或电击样疼痛，疼痛剧烈时，患者常常难以忍受。

#### 3 疼痛规律

三叉神经痛的发作具有骤发、骤停的特点，每次疼痛发作的持续时间可为数秒或 1~2 分钟不等，而后骤然停止。初期起病时发作次数较少，间歇期亦长，可为数分钟、数小时不等，随病情发展，发作逐渐频繁，间歇期逐渐缩短，疼痛亦逐渐加重。一般间歇期无任何不适。说话、吃饭、洗脸、剃须、刷牙以及风吹等均可诱发三叉神经痛，以致患者精神萎靡不振，行动谨小慎微，甚至不敢洗脸、刷牙、进食，唯恐引起疼痛发作。

## 4 扳机点

扳机点亦称"触发点"，是引发三叉神经痛的初始位置，三叉神经痛常由此点放大。扳机点多位于上唇、鼻翼、齿龈、口角、舌、眉等处。轻触或刺激扳机点可激发疼痛发作。

## 5 表情和颜面部变化

三叉神经痛发作时患者常突然停止说话、进食等活动，疼痛侧面部可呈现痉挛，即"痛性痉挛"，皱眉咬牙，张口掩目，或用手掌用力揉搓颜面以致局部皮肤粗糙、增厚、眉毛脱落、结膜充血、流泪及流涎。患者表情多呈精神紧张、焦虑状态（视频3、图1-3）。

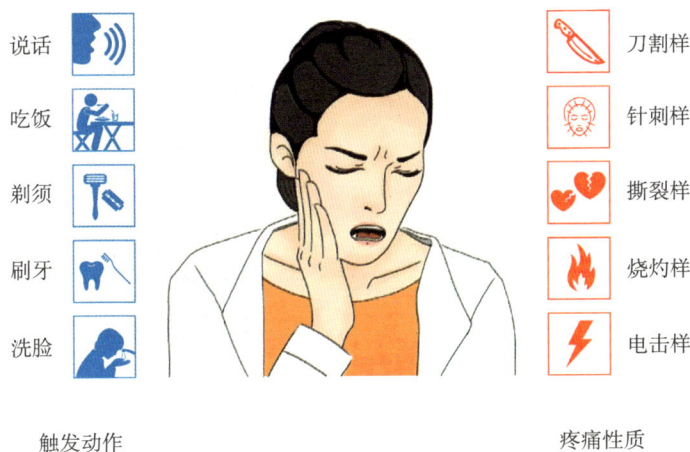

| 触发动作 | 疼痛性质 |

| 说话 | 刀割样 |
| 吃饭 | 针刺样 |
| 剃须 | 撕裂样 |
| 刷牙 | 烧灼样 |
| 洗脸 | 电击样 |

图1-3　三叉神经痛的触发动作和疼痛性质

## **?** 008

# 三叉神经痛的常见症状有哪些？

　　三叉神经痛发病前可无任何征兆，突发三叉神经分布区域的剧烈疼痛，疼痛如电击、刀割、针刺、撕裂或烧灼，每次持续几秒钟或 1~2 分钟不等，反复发作，剧痛难忍。

　　疼痛发作时，患者表情痛苦，有的保持固定姿势，不敢活动；有的伴有呻吟，不停地吸气、咀嚼，或急躁地用手搓揉面部，少数患者出现患区肌肉反射性痉挛，称为"痛性痉挛"。有的患者还伴有面部潮红、流泪、流涎、流涕、出汗或眼结膜充血等症状。

三叉神经痛的常见症状

突然发作，疼痛剧烈，如电击、刀割、针刺、撕裂或烧灼等，或伴有面部潮红、流泪、流涎、流涕、出汗或眼结膜充血等症状。

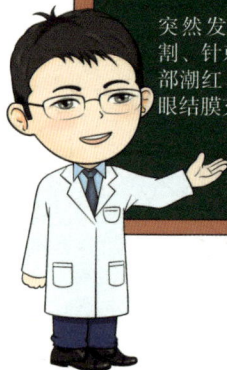

## ? 009

# 三叉神经痛的危害有哪些?

　　三叉神经痛发作时疼痛剧烈，导致患者在发病时异常痛苦，且反复发作，很难缓解。同时，三叉神经痛由于其骤发性的特点，就像是一把悬在患者头上的剑，不知什么时候、什么动作，就会引发疼痛，故使患者长时间精神紧张。严重时，患者不敢吃饭，不敢说话，不敢洗脸，不敢梳头，不敢吹风，不敢走路，无法正常学习、工作、生活，长此以往身心俱受折磨，容易导致失眠、焦虑症、抑郁症等严重身心疾病。

### 附 1　焦虑症自评量表（SAS）

　　请您仔细阅读每一个陈述，根据您过去 1 个月的实际感觉作出回答。采用 1~4 级评分，将所选答案数字写在每题后。1：没有或很少时间；2：少部分时间；3：相当多时间；4：绝大部分或全部时间。

| 内容 | 没有或很少时间 | 少部分时间 | 相当多时间 | 绝大部分或全部时间 |
| --- | --- | --- | --- | --- |
| 1. 我觉得比平时容易紧张或着急 | 1 | 2 | 3 | 4 |
| 2. 我无缘无故地感到害怕 | 1 | 2 | 3 | 4 |
| 3. 我容易心里烦乱或觉得惊恐 | 1 | 2 | 3 | 4 |
| 4. 我觉得我可能将要发疯 | 1 | 2 | 3 | 4 |
| *5. 我觉得一切都很好，也不会发生什么不幸 | 4 | 3 | 2 | 1 |

续表

| 内容 | 没有或很少时间 | 少部分时间 | 相当多时间 | 绝大部分或全部时间 |
|---|---|---|---|---|
| 6. 我手脚发抖打颤 | 1 | 2 | 3 | 4 |
| 7. 我因为头痛、背痛和颈痛而苦恼 | 1 | 2 | 3 | 4 |
| 8. 我感觉容易衰弱和疲乏 | 1 | 2 | 3 | 4 |
| *9. 我觉得心平气和，并且容易安静坐着 | 4 | 3 | 2 | 1 |
| 10. 我觉得心跳得很快 | 1 | 2 | 3 | 4 |
| 11. 我因为一阵阵头晕而苦恼 | 1 | 2 | 3 | 4 |
| 12. 我有过晕倒发作，或觉得要晕倒似的 | 1 | 2 | 3 | 4 |
| *13. 我吸气、呼气都感到很容易 | 4 | 3 | 2 | 1 |
| 14 我的手脚麻木和刺痛 | 1 | 2 | 3 | 4 |
| 15. 我因为胃痛和消化不良而苦恼 | 1 | 2 | 3 | 4 |
| 16. 我常常要小便 | 1 | 2 | 3 | 4 |
| *17. 我的手脚常常是干燥温暖的 | 4 | 3 | 2 | 1 |
| 18. 我脸红发热 | 1 | 2 | 3 | 4 |
| *19. 我容易入睡，并且一夜睡得很好 | 4 | 3 | 2 | 1 |
| 20. 我做噩梦 | 1 | 2 | 3 | 4 |

评分说明：

主要统计指标为总分。若为正向评分题，选项依次评为1、2、3、4分；加"*"的为反向评分题（5、9、13、17、19题）各项目的计分反向计算，评为4、3、2、1分。把20个题的得分相加，再乘以1.25，取整数部分即得到标准分。

焦虑评定的分界值（标准分）为50分，分数越高，焦虑倾向越明显。小于50分为无焦虑；50~59分为轻度焦虑；60~69分为中度焦虑；70分以上为重度焦虑。

## 附2　抑郁症自评量表（SDS）

　　本评定量表共有 20 个项目，分别列出了有些人可能会有的问题。请仔细阅读每一条目，然后根据最近一星期以内你的实际感受，选择一个与你的情况最相符合的答案。请你不要有所顾忌，应该根据自己的真实体验和实际情况来回答，不要花费太多的时间去思考，应顺其自然，应根据第一印象作出判断。

| 内容 | 从无或偶尔 | 有时 | 经常 | 总是如此 |
|---|---|---|---|---|
| 1. 我感到情绪沮丧，郁闷 | 1 | 2 | 3 | 4 |
| *2. 我感到早晨心情最好 | 1 | 2 | 3 | 4 |
| 3. 我要哭或想哭 | 1 | 2 | 3 | 4 |
| 4. 我夜间睡眠不好 | 1 | 2 | 3 | 4 |
| *5. 我吃饭像平常一样多 | 1 | 2 | 3 | 4 |
| *6. 我的性功能正常 | 1 | 2 | 3 | 4 |
| 7. 我感到体重减轻 | 1 | 2 | 3 | 4 |
| 8. 我为便秘烦恼 | 1 | 2 | 3 | 4 |
| 9. 我的心跳比平时快 | 1 | 2 | 3 | 4 |
| 10. 我无故感到疲劳 | 1 | 2 | 3 | 4 |
| *11. 我的头脑像往常一样清楚 | 1 | 2 | 3 | 4 |
| *12. 我做事情像平时一样不感到困难 | 1 | 2 | 3 | 4 |
| 13. 我坐卧不安，难以保持平静 | 1 | 2 | 3 | 4 |
| *14. 我对未来感到有希望 | 1 | 2 | 3 | 4 |
| 15. 我比平时更容易被激怒 | 1 | 2 | 3 | 4 |
| *16. 我觉得决定什么事很容易 | 1 | 2 | 3 | 4 |
| *17. 我感到自己是有用的和不可缺少的人 | 1 | 2 | 3 | 4 |

续表

| 内容 | 从无或偶尔 | 有时 | 经常 | 总是如此 |
|---|---|---|---|---|
| *18. 我的生活很有意义 | 1 | 2 | 3 | 4 |
| 19. 假若我死了别人会过得更好 | 1 | 2 | 3 | 4 |
| *20. 我仍旧喜爱自己平时喜爱的东西 | 1 | 2 | 3 | 4 |

　　计分方法：加"*"的为反向计分题，将 20 题的总分乘以 1.25 得标准分，取整数部分。

　　低于 53 分：正常。

　　53~62 分：轻度抑郁（需要引起注意，分数越高，抑郁倾向越明显）。

　　63~72 分：中度抑郁（需要引起注意，分数越高，抑郁倾向越明显）。

　　73 分及以上：重度抑郁（应该及时咨询心理医生，进行治疗）。

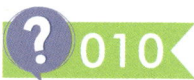

## ❓ 010

# 如何诊断三叉神经痛？

视频 4

## 1 初步诊断

　　三叉神经痛主要根据患者所述的症状做出初步诊断，即三叉神经分布区突发剧烈间歇性疼痛，有明确的扳机点。在初步诊断为三叉神经痛后，还要做进一步检查以明确是原发性三叉神经痛还是继发性三叉神经痛。原发性三叉神经痛还应清楚是三叉神经的哪一支发生病变，这样才能更有针对性地进行治疗，尤其是手术治疗。若是继发性三叉神经痛，则应通过各种其他检查判断导致三叉神经痛的原发病灶，及时治疗原发病。

## 2 进一步诊断

在检查过程中首先要明确出现症状的分支，根据疼痛区域确定病变分支是进一步明确三叉神经痛诊断的重要步骤（视频 4）。

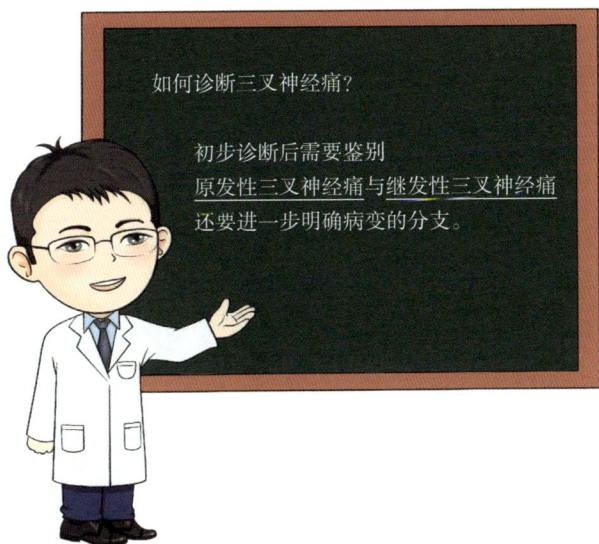

如何诊断三叉神经痛？

初步诊断后需要鉴别
原发性三叉神经痛与继发性三叉神经痛
还要进一步明确病变的分支。

## ❓011

# 三叉神经不同分支疼痛的分布区域有何不同？如何确定？

三叉神经第Ⅰ支疼痛分布区：上眼睑、眉、前额、颠顶等部位。

三叉神经第Ⅱ支疼痛分布区：下眼睑、鼻唇沟（鼻翼）、上唇鼻孔下方或口角区、上颌结节、颚大孔等部位。

三叉神经第Ⅲ支疼痛分布区：下唇口角区、耳颞区、口腔底黏膜、舌颌间隙等部位。

为了明确单支或多支病变情况，应对三叉神经各分支的常见激痛区、眶下孔与颏孔区按顺序进行检查。

❶ 拂诊：以棉签或食指掌侧轻拂皮肤，观察有无感觉过度敏感的反应，当被检查分支出现感觉过度敏感的反应时，不必再进行下面的检查。

❷ 触诊：以食指掌侧触动可能存在的激痛区，包括眶下孔区和颏孔区，观察有无感觉过度敏感的反应。

❸ 压诊：方法同触诊，但采用较大的压力进行检查。

❹ 揉诊：以掌内侧小鱼际对眶下孔区或颏孔区做连续的回旋（顺、逆时针方向交替）式重揉动作，每一回旋必须作刹那停顿，这种检查方法往往能使高痛阈的激痛区出现阳性体征。在揉诊时注意范围要局限，必要时可改为指揉。

随后检查确认扳机点，局部用 2% 普鲁卡因注射封闭后，扳机点消失即可确认，并可用该法局部浸润或阻滞三叉神经某分支，以确定病变的准确部位。

有时候我们会使用 X 线、CT 和 MRI 检查，使用 X 线的目的是判断骨是否发生病变，CT 及 MRI 用于诊断继发性三叉神经痛。当出现面部感觉减退、角膜反射消失、咀嚼肌萎缩及张口偏向患侧等阳性体征时，可做 CT、MRI 等检查，以确定原发病变的部位与性质，这只适用于诊断继发性三叉神经痛的发病原因，如脑部肿瘤、血管畸形、多发性硬化等，而无助于诊断原发性三叉神经痛。

**知识链接**

多发性硬化是最常见的一种中枢神经系统白质脱髓鞘疾病，以脑和脊髓内散在的、多发斑片状脱髓鞘病灶为特点，是遗传易感个体与环境因素综合作用发生的自身免疫疾病。常见症状包括肢体瘫痪、视力障碍、眼球震颤、眼肌麻痹、耳鸣耳聋、构音障碍、吞咽困难、共济失调、感觉障碍等，若侵及三叉神经髓内纤维，则可出现三叉神经痛。多发病于青、中年，女性较男性多见。

## ❓012

# 三叉神经痛与哪些经络相关？

　　三叉神经痛的病位在头面部，根据经络循行的规律，其主要与手足三阳经密切相关。

> **知识链接** 📝
>
> 　　经络，是经脉和络脉的总称，是人体内运行气血的通道。经脉是经络系统的主干，络脉则是经脉的分支，遍布全身。
>
> 　　经络密切联系周身的组织和脏器，具有联系脏腑、沟通内外、运行气血、协调阴阳、抗御病邪、反映证候、传导感应、调整虚实等诸多作用。
>
> 　　我们常说到的"穴位"其实指的是"腧穴的位置"，腧穴就是人体脏腑经络之气血输注于体表的特殊部位，是疾病的反应点，也是针灸施术的操作部位。

　　《灵枢·经脉》篇中对经脉循行进行了详细的记载。

　　"大肠手阳明之脉（即手阳明大肠经）……其支者，从缺盆上颈贯颊，入下齿中，还出夹口，交人中，左之右，右之左，上夹鼻孔。"

　　"胃足阳明之脉（即足阳明胃经），起于鼻，交频中，旁纳太阳之脉，下循鼻外，入上齿中，还出夹口环唇，下交承浆，却循颐后下廉，出大迎，循颊车，上耳前，过客主人，循发际，至额颅；其支者，从大迎前下人迎，循喉咙……"

"小肠手太阳之脉（即手太阳小肠经）……其支者，从缺盆循颈上颊，至目锐眦，却入耳中；其支者，别颊上䪼抵鼻，至目内眦，斜络于颧。"

"膀胱足太阳之脉（即足太阳膀胱经），起于目内眦，上额，交颠；其支者，从颠至耳上角……"

"三焦手少阳之脉（即手少阳三焦经）……其支者，从膻中上出缺盆，上项系耳后，直上出耳上角，以屈下颊至䪼；其支者，从耳后入耳中，出走耳前，过客主人前，交颊，至目锐眦。"

"胆足少阳之脉（即足少阳胆经），起于目锐眦，上抵头角下耳后，循颈行手少阳之前，至肩上，却交出手少阳之后，入缺盆；其支者，从耳后入耳中，出走耳前，至目锐眦后；其支者，别锐眦，下大迎，合于手少阳，抵于䪼，下加颊车，下颈……"

"肝足厥阴之脉（即足厥阴肝经）……循喉咙之后，上入颃颡，连目系，上出额，与督脉会于颠；其支者，从目系下颊里，环唇内……"

结合现代解剖理论及经脉循行部位，三叉神经的三个分支——眼神经（第Ⅰ支）、上颌神经（第Ⅱ支）和下颌神经（第Ⅲ支）的疼痛分布区域可以分别与上述经脉循行区域相对应。另外，奇经八脉中的任脉和督脉也循行于头面部，因而三叉神经痛也与任脉和督脉相关。

**知识链接** 📝

　　奇经八脉，是督脉、任脉、冲脉、带脉、阴维脉、阳维脉、阴跷脉、阳跷脉这八条经脉的总称。奇经八脉与十二正经不同，既不直属脏腑，又无表里配合关系，由于其"别道奇行"，故称"奇经"，也是经络系统重要的组成部分。

表 1-1　三叉神经疼痛分布区域与相关经脉对应关系

| 三叉神经分支 | 疼痛分布区域 | 相关经脉 |
| --- | --- | --- |
| 眼神经（第Ⅰ支） | 上眼睑、眉、前额、颠顶等部位 | 足阳明胃经<br>手太阳小肠经<br>足太阳膀胱经<br>足少阳胆经<br>足厥阴肝经<br>督脉 |
| 上颌神经（第Ⅱ支） | 下眼睑、鼻唇沟（鼻翼）、上唇鼻孔下方或口角区、上颌结节、颚大孔等部位 | 手阳明大肠经<br>足阳明胃经<br>手太阳小肠经<br>手少阳三焦经<br>足厥阴肝经<br>任脉<br>督脉 |
| 下颌神经（第Ⅲ支） | 下唇口角区、耳颞区、口腔底黏膜、舌颌间隙等部位 | 手阳明大肠经<br>足阳明胃经<br>手太阳小肠经<br>手少阳三焦经<br>足少阳胆经<br>足厥阴肝经<br>任脉 |

# 第二章

# 三叉神经痛？还是其他疾病？需要先分清

三叉神经痛需要与哪些疾病进行鉴别？

三叉神经痛与原发性舌咽神经痛如何鉴别？

三叉神经痛与中间神经痛如何鉴别？

三叉神经痛与蝶腭神经痛如何鉴别？

三叉神经痛与面神经痛如何鉴别？

......

## 001

# 三叉神经痛需要与哪些疾病进行鉴别？

　　不同疾病之间可能会有相似的症状，容易导致误诊而贻误治疗，准确诊断才能更高效地治疗，所以，鉴别诊断常常是诊疗过程中十分重要的一个环节。

　　三叉神经痛需与其他头面部的神经痛相鉴别，如原发性舌咽神经痛、中间神经痛、蝶腭神经痛和面神经痛等，还需与一些发生在头面部的其他可引起疼痛的疾病相鉴别，如丛集性头痛、偏头痛、鼻窦炎、中耳炎和牙痛等。

　　另外，与颅内肿瘤、颞下颌关节紊乱综合征等可继发三叉神经痛的疾病互相鉴别，有利于区别原发性三叉神经痛和继发性三叉神经痛，从而有效指导后续的诊疗。

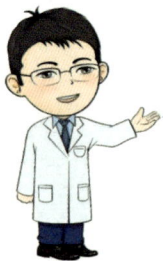

> 需要鉴别的疾病有：
> 原发性舌咽神经痛、中间神经痛、蝶腭神经痛、面神经痛、丛集性头痛、偏头痛、鼻窦炎、中耳炎、牙痛、颅内肿瘤、颞下颌关节紊乱综合征

## ？ 002

# 三叉神经痛与原发性舌咽神经痛如何鉴别？

### 1 原发性舌咽神经痛

［病因］原发性舌咽神经痛的病因尚不明确，可能与血管压迫舌咽神经有关。

［发病机制］舌咽神经受到压迫或损伤，导致神经信号异常，引发疼痛。

［症状］疼痛通常局限于舌咽神经分布的区域，如咽喉、舌根、耳朵、颈后等。疼痛为阵发性的剧烈疼痛，可能伴有吞咽困难或吞咽疼痛，还可能由咳嗽、说话及下颌关节活动等动作触发疼痛。疼痛发作的持续时间可能比三叉神经痛长。在发作间期，可能存在舌咽神经分布区域的轻微感觉异常。

### 2 三叉神经痛与原发性舌咽神经痛的鉴别诊断

［疼痛部位］三叉神经痛主要在面部，而原发性舌咽神经痛主要在咽喉和舌根。

［触发因素］三叉神经痛可能由说话、咀嚼、刷牙和洗脸等面部随意运动或触摸面部某一区域诱发，而原发性舌咽神经痛常由吞咽等咽喉动作触发。

［疼痛特点］虽然两者疼痛都比较剧烈，但原发性舌咽神

经痛可能伴有吞咽困难。

[辅助检查] 神经系统影像学检查，如 MRI 等，可能有助于发现血管压迫神经的部位，从而帮助鉴别。

另外，对于需要鉴别的患者，将丁卡因溶液喷涂于咽部后，若疼痛立即消失，即可确诊舌咽神经痛，否则要考虑其他疾病的可能性。

## ❓ 003

# 三叉神经痛与中间神经痛如何鉴别？

## 1 中间神经痛

[病因] 原发性中间神经痛的病因尚不清楚，有学者认为是由血管压迫中间神经引起或面部神经炎性疾病导致。颞下颌关节紊乱综合征、多发性硬化、脑桥小脑角占位性病变、鼻咽癌、岩骨骨瘤和颞骨骨折等疾病常可导致继发性中间神经痛。

[发病机制] 中间神经是面神经的一部分，包含面神经的感觉和副交感神经纤维，因各种原因导致神经损伤后，可出现疼痛等异常感觉。

[症状] 中间神经痛的疼痛位于耳深部，有时会放射到顶枕区，呈间歇性发作，发作持续数秒或数分钟，疼痛性质可为刺痛、钝痛或灼痛，程度一般较为剧烈。患者可能会对光和声音过敏，大声的噪音或明亮的光线会引发长时间的痛苦发作。

中间神经痛可以通过刺激耳道或耳周区域来触发，也可以因吞咽或说话触发。可能会伴随流泪、流涎、味觉障碍等症状。

## 2 三叉神经痛与中间神经痛的鉴别诊断

〔疼痛部位〕三叉神经痛疼痛局限于三叉神经分支相应的分布区域，以右侧多见，以第Ⅱ支、第Ⅲ支发病最为常见，不超过三叉神经的分布区域，而中间神经痛多为单侧耳部严重的、深部的疼痛，有时会放射到顶枕区。

〔触发因素〕两者均可由轻触或刺激扳机点激发疼痛发作，三叉神经痛扳机点常位于上唇、鼻翼、齿龈、口角、舌、眉等处，或由面部动作触发，而中间神经痛常由刺激耳道或耳周区域触发疼痛。

〔辅助检查〕对疑似中间神经痛的患者，必须进行脑桥小脑角区的薄扫 MRI 扫描，由此明确是否存在压迫面神经束的血管袢。CT 无法显示中间神经，但有助于检查有无明显占位肿物。其他的检查包括纯音测听、听觉脑干诱发电位和前庭功能检查等也应当进行，由此排除其他原因的耳痛。

## ❓ 004

# 三叉神经痛与蝶腭神经痛如何鉴别？

## 1 蝶腭神经痛

［病因］可能与蝶腭神经（也称翼腭神经）的炎症、压迫或损伤有关。

［发病机制］蝶腭神经受损，导致其分布区域的感觉异常和疼痛。

［症状］疼痛通常位于鼻根部、眼眶周围、上颌骨区域，有时可放射至额部或枕部。疼痛可能为持续性钝痛或剧烈的刺痛，有时伴有烧灼感。疼痛可能由打喷嚏、咳嗽、触摸鼻翼或压迫蝶腭神经孔等动作触发。可能伴有鼻塞、流涕、流泪等鼻咽部症状。

［体征］有时可见鼻黏膜充血或鼻涕增多等鼻咽部体征。

## 2 三叉神经痛与蝶腭神经痛的鉴别诊断

［疼痛部位］三叉神经痛疼痛局限于三叉神经分支相应的分布区域，以右侧多见，以第Ⅱ支、第Ⅲ支发病最为常见，不超过三叉神经的分布区域，而蝶腭神经痛主要在鼻根部、眼眶周围和上颌骨区域。

［疼痛性质］三叉神经痛通常为阵发性剧烈疼痛，而蝶腭神经痛可能为持续性钝痛或刺痛，伴有鼻咽部症状。

［触发因素］三叉神经痛可能由说话、咀嚼、刷牙和洗脸

等面部随意运动或触摸面部某一区域诱发，而蝶腭神经痛可能由鼻咽部动作触发。

[辅助检查]影像学检查，如 CT 或 MRI，可能有助于发现蝶腭神经痛的病因，如肿瘤或炎症。

另外，对于需要鉴别的患者，可将丁卡因棉条敷于其中鼻甲后上方，若疼痛立即消失，即可确诊蝶腭神经痛，否则要考虑其他疾病的可能性。

## ? 005

# 三叉神经痛与面神经痛如何鉴别？

## 1 面神经痛

[病因]面神经痛可能由面神经的炎症、感染、外伤、肿瘤或其他疾病引起。

[发病机制]面神经受损或受到刺激，导致面部疼痛和可能的肌肉功能障碍。

[症状]疼痛通常位于面神经分布的区域，如额部、眼周、颊部、耳后等。疼痛为刺痛或钝痛，有时为烧灼感，呈持续性或间歇性。

[体征]可能有面部肌肉无力、抽搐或瘫痪，表现为面部不对称。有时可见贝尔麻痹的表现，如闭眼困难、嘴角下垂等。可能存在面部感觉减退或异常。

## 2 三叉神经痛与面神经痛的鉴别诊断

［疼痛部位］三叉神经痛疼痛局限于三叉神经分支相应的分布区域，以右侧多见，以第Ⅱ支、第Ⅲ支发病最为常见，不超过三叉神经的分布区域，而面神经痛主要在面神经分布区域，如口、喉、面部、枕部和颈部。

［伴随症状］三叉神经痛通常不伴有面部肌肉无力，而面神经痛可能伴有肌肉无力或瘫痪。

［辅助检查］神经电生理检查，如神经传导速度测试，以及影像学检查，如 MRI，均可以帮助鉴别神经损伤的部位和原因。

## ? 006

# 三叉神经痛与丛集性头痛如何鉴别？

## 1 丛集性头痛

［病因］丛集性头痛的病因尚不明确，可能与生物钟紊乱、激素变化、神经递质失衡等因素有关。

［发病机制］丛集性头痛可能与三叉神经副交感纤维的异常活动有关，因血管扩张和神经源性炎症等诱发头痛。

［症状］疼痛通常位于一侧眼眶、太阳穴或头顶，有时可放射至颈部和肩部。疼痛为非常剧烈的钻痛，有压迫感或爆裂

感。疼痛发作具有周期性，通常在特定季节发生，每日同一时间或多在夜间发作。每次发作可能持续 15 分钟至 3 小时，甚至更长时间。可能伴随流泪、鼻塞、流涕等症状。

［体征］发作期间可能伴有疼痛同侧的眼结膜充血、鼻黏膜肿胀、眼睑下垂、瞳孔缩小等特征性自主神经异常体征。

### 2 三叉神经痛与丛集性头痛的鉴别诊断

［疼痛部位］三叉神经痛疼痛局限于三叉神经分支相应的分布区域，以右侧多见，以第Ⅱ支、第Ⅲ支发病最为常见，不超过三叉神经的分布区域，而丛集性头痛主要在一侧眼眶、太阳穴或头顶。

［疼痛性质］三叉神经痛为阵发性剧烈疼痛，而丛集性头痛为单次持续较长时间的、非常剧烈的疼痛。

［发作规律］三叉神经痛发作无规律，而丛集性头痛发作具有一定的周期性，且多在每日的固定时刻发作，多在夜间入睡后 1~2 小时发作。

## ? 007

# 三叉神经痛与偏头痛如何鉴别？

### 1 偏头痛

［病因］偏头痛的病因尚不明确，可能与多种因素有关，

如遗传因素、精神因素、饮食因素、内分泌和代谢因素等。

　　[发病机制]偏头痛的发病机制复杂，目前较公认的观点是皮层扩散性抑制参与偏头痛的先兆发生，并可能进一步激活三叉神经血管系统，从而将痛觉信号传递至脑干、丘脑和大脑皮层等高级中枢，并促进多种血管活性物质的释放，共同参与偏头痛发作。此外，偏头痛发作的脑网络可塑性变化包括不同脑区结构或功能连接改变，涉及疼痛感知、处理与情绪调控等多种环路。

　　[症状]偏头痛的常见症状包括单侧或双侧的搏动性疼痛、刺痛、撕裂痛或胀痛，通常位于太阳穴、眼眶周围或枕部，反复发作，一般在疲劳、月经、情绪激动时诱发。每次发作前会有先兆，如视物模糊、有闪光或暗点，以及眼胀等。一般会伴有恶心、呕吐、头晕、流泪、畏光、畏声等症状。某些情况下，头痛可能伴有暂时性神经功能损害，如言语障碍或视觉障碍。

## 2 三叉神经痛与偏头痛的鉴别诊断

　　[疼痛部位]偏头痛通常表现为单侧头部疼痛，多在额颞部，也可涉及整个头部；三叉神经痛疼痛局限于三叉神经分支相应的分布区域，以右侧多见，以第Ⅱ支、第Ⅲ支发病最为常见，不超过三叉神经的分布区域。

　　[疼痛性质]偏头痛疼痛通常为搏动性，中到重度，伴随恶心、畏光、畏声等症状；三叉神经痛疼痛为阵发性剧烈疼痛，如电击、刀割或撕裂样，突发突止，每次疼痛持续数秒至数分钟。

　　[触发因素]偏头痛的触发因素可能包括饮食、精神压

力、睡眠模式改变、内分泌变化等；三叉神经痛则可能由说话、咀嚼、刷牙和洗脸等面部随意运动或触摸面部某一区域诱发。

## ❓008

# 三叉神经痛与鼻窦炎如何鉴别？

### 1 鼻窦炎

［病因］急性鼻窦炎通常由上呼吸道感染引起，可能由病毒或细菌感染所致。常见的致病菌包括肺炎链球菌、溶血性链球菌、葡萄球菌、流感嗜血杆菌和卡他莫拉菌等。

慢性鼻窦炎可能由急性鼻窦炎治疗不当或未彻底治愈导致，也可能与鼻腔结构异常（如鼻息肉、鼻中隔偏曲）、环境刺激（如空气污染）、过敏和免疫功能低下等因素有关。

［发病机制］急性鼻窦炎通常因上呼吸道感染，鼻黏膜肿胀导致鼻窦口阻塞，形成负压，引起疼痛和炎症。

慢性鼻窦炎涉及多种因素和机制，如持续的炎症反应、黏膜重塑、黏液纤毛功能障碍、微生物感染（包括细菌和真菌）等。

［症状］急性鼻窦炎常见症状包括畏寒、发热、食欲减退、鼻塞、流脓涕、局部疼痛和头痛。头痛的特点可能与受累的鼻窦部位有关，如上颌窦炎可能表现为面颊部疼痛或上列磨

牙痛。

慢性鼻窦炎常见症状包括持续性鼻塞、流脓涕、头痛、嗅觉减退、咽喉不适或咳嗽等。头痛通常不如急性期剧烈，可能表现为钝痛或头部沉重感。

## 2 三叉神经痛与鼻窦炎的鉴别诊断

［疼痛部位］鼻窦炎疼痛通常位于额头、颧骨或鼻梁处，可能伴有面部压痛和头痛；三叉神经痛疼痛局限于三叉神经分支相应的分布区域，以右侧多见，以第Ⅱ支、第Ⅲ支发病最为常见，不超过三叉神经的分布区域，疼痛可能放射至鼻部。

［疼痛性质］鼻窦炎的疼痛通常表现为钝痛、胀痛或压迫感；三叉神经痛疼痛为阵发性剧烈疼痛，如电击、刀割或撕裂样，突发突止，每次疼痛持续数秒至数分钟。

［触发因素］鼻窦炎可能由上呼吸道感染、过敏反应、鼻息肉或结构异常引起；三叉神经痛可能由说话、咀嚼、刷牙和洗脸等面部随意运动或触摸面部某一区域诱发。

［其他症状］鼻窦炎可能伴有持续性鼻塞、流脓涕、发热、面部肿胀、口臭、咳嗽和嗅觉减退等；三叉神经痛可能伴有同侧面部肌肉抽搐、面部潮红、流泪和流涎。

［辅助检查］鼻窦炎可能需要进行头部 CT 扫描以确定鼻窦炎的范围和严重程度；三叉神经痛通常需要进行头部 CT 或 MRI 检查以排除其他疾病，或发现原发病灶，如肿瘤或血管异常等。

## ? 009

# 三叉神经痛与中耳炎如何鉴别？

## 1 中耳炎

中耳炎是中耳部分的炎症，涉及咽鼓管、鼓室、鼓窦及乳突气房的全部或部分结构。根据病因不同，中耳炎可以分为化脓性中耳炎和非化脓性中耳炎（即分泌性中耳炎）等类型。

［病因］中耳炎通常由病毒或细菌感染引起，也可由上呼吸道感染继发中耳炎。另外，咽鼓管功能障碍、过敏性疾病、免疫功能低下等原因容易诱发中耳炎。飞行、潜水等特殊活动也可能导致中耳炎。

［发病机制］不同发病原因通过不同的发病机制导致中耳部分的炎症。局部感染或上呼吸道感染后病原体通过咽鼓管蔓延至中耳，引起中耳炎；局部免疫反应可能导致中耳黏膜的炎症；鼻咽部炎症、腺样体肥大等原因导致咽鼓管阻塞，会引起中耳负压，形成积液或感染；飞行、潜水等活动导致耳内气压变化，造成损伤，也可能引起中耳炎。

［症状］耳痛，尤其在急性中耳炎时，疼痛可能很剧烈，同时伴有发热。中耳积液或感染可影响声音传导，导致听力减退或耳鸣。化脓性中耳炎可能导致耳道内流出水样、血性或脓性分泌物。中耳炎可能影响内耳，导致眩晕或平衡障碍。

## 2 三叉神经痛与中耳炎的鉴别诊断

［疼痛部位］中耳炎疼痛通常局限于耳内，可能引起耳后或颈部的不适；三叉神经痛疼痛局限于三叉神经分支相应的分布区域，以右侧多见，以第Ⅱ支、第Ⅲ支发病最为常见，不超过三叉神经的分布区域。

［疼痛性质］中耳炎疼痛可能是持续性的钝痛，伴随耳内压力感，严重时疼痛可能加剧；三叉神经痛疼痛为阵发性剧烈疼痛，如电击、刀割或撕裂样，突发突止，每次疼痛持续数秒至数分钟。

［触发因素］中耳炎通常由上呼吸道感染引起；三叉神经痛可能由说话、咀嚼、刷牙和洗脸等面部随意运动或触摸面部某一区域诱发。

［辅助检查］中耳炎患者在耳镜检查中可见鼓膜发红、肿胀或有液平，听力测试可显示传导性听力损失；三叉神经痛通常需要进行头部 CT 或 MRI 检查以排除其他疾病，或发现原发病灶，如肿瘤或血管异常等。

## ？ 010

# 三叉神经痛与牙痛如何鉴别？

## 1 牙痛

牙痛是指牙齿和牙周组织的疼痛，通常是由牙齿或牙周组织的疾病引起的一种常见症状。

[病因及发病机制]

**龋齿**　细菌产生的酸性物质逐渐破坏牙齿的釉质和牙本质，形成龋洞，使得深层的神经暴露受到刺激，产生疼痛。

**牙髓炎**　通常由深度龋齿引起牙髓（牙齿内部的软组织）的感染或炎症，出现疼痛。

**牙周病**　牙周组织的炎症性疾病，如牙龈炎和牙周炎等可诱发疼痛。

**牙齿磨损**　牙齿表面磨损导致牙本质暴露，引起敏感和疼痛。

**牙齿折裂**　牙齿因外伤或咬合力过大而出现裂纹或折断，导致疼痛。

**智齿阻生**　智齿无法正常萌出，导致周围组织发炎出现疼痛。

**牙本质过敏**　牙本质暴露后对温度、化学物质、压力等刺激敏感，表现为疼痛。

**牙隐裂**　牙齿表面有微小裂纹，不易被发现，但可引起疼痛。

〔症状〕咀嚼时，或受到冷、热、甜、酸等食物和饮料的刺激时，出现牙齿疼痛，严重时在没有明显刺激的情况下，也会出现自发性疼痛甚至持续性疼痛，夜间可能加剧。若患有牙龈炎和牙周炎，还可出现牙龈红肿、疼痛，易出血，有口腔异味，严重时，会出现牙齿的松动或位移。若牙齿或牙龈感染较重，脓肿形成，可能导致面部和颈部肿胀，脓液从牙龈溢出。

## 2 三叉神经痛与牙痛的鉴别诊断

〔疼痛部位〕牙痛的疼痛通常局限于牙齿和牙龈，可能放射到颌骨和耳部；三叉神经痛疼痛局限于三叉神经分支相应的分布区域，以右侧多见，以第Ⅱ支、第Ⅲ支发病最为常见，不超过三叉神经的分布区域。

〔疼痛性质〕牙痛可能是持续性的钝痛或锐痛，可能与冷热食物导致的温度变化有关；三叉神经痛疼痛为阵发性剧烈疼痛，如电击、刀割或撕裂样，突发突止，每次疼痛持续数秒至数分钟。

〔触发因素〕牙痛通常由龋齿、牙髓炎、牙周炎、创伤或智齿阻生等引起；三叉神经痛可能由说话、咀嚼、刷牙和洗脸等面部随意运动或触摸面部某一区域诱发。

〔辅助检查〕X线检查可以显示龋齿、牙髓炎或其他口腔病症；三叉神经痛通常需要进行头部 CT 或 MRI 检查以排除其他疾病，或发现原发病灶，如肿瘤或血管异常等。

## ？011

# 三叉神经痛与颅内肿瘤如何鉴别？

### 1 颅内肿瘤

颅内肿瘤，也称为脑肿瘤或脑瘤，是指发生在颅脑内的肿瘤，包括脑、脑膜和头骨等处的肿瘤。颅内肿瘤分为原发性和继发性两种，原发性颅内肿瘤起始于脑部，而继发性（转移性）肿瘤则来自身体其他部位的恶性肿瘤。

［病因及发病机制］颅内肿瘤的发病可能与遗传因素、病毒感染、电离辐射、多环芳烃和亚硝胺类化合物等化学物质相关，具体发病机制尚不明确。另外，胚胎期原始细胞在脑部的残留或异位生长，也可导致颅内肿瘤的发生，如颅咽管瘤、脊索瘤等。

［症状］颅内肿瘤导致颅内压增高，从而出现头痛、喷射状呕吐、视力减退甚至失明等典型症状，还可能出现癫痫发作、肢体运动障碍和感觉障碍、幻嗅、听力下降或耳鸣、精神异常（如兴奋、躁动、忧郁、遗忘）等各类症状。

### 2 三叉神经痛与颅内肿瘤的鉴别诊断

［疼痛部位］颅内肿瘤的头痛通常为全头性，有时仅发生于特定区域如枕部或额部；三叉神经痛疼痛局限于三叉神经分支相应的分布区域，以右侧多见，以第Ⅱ支、第Ⅲ支发病最为

常见，不超过三叉神经的分布区域。

［疼痛性质］颅内肿瘤疼痛可能为持续性，阵发性加重，与肿瘤的大小和位置有关，可能伴有其他神经系统症状；三叉神经痛疼痛为阵发性剧烈疼痛，如电击、刀割或撕裂样，突发突止，每次疼痛持续数秒至数分钟。

［触发因素］颅内肿瘤的头痛可能由肿瘤增长导致颅内压增高引起；三叉神经痛可能由说话、咀嚼、刷牙和洗脸等面部随意运动或触摸面部某一区域诱发。

［辅助检查］头颅的 CT、MRI 检查可以显示肿瘤的位置、大小和形态，有助于鉴别三叉神经痛与颅内肿瘤。

## ❓012

# 三叉神经痛与颞下颌关节紊乱综合征如何鉴别？

## 1 颞下颌关节紊乱综合征

颞下颌关节紊乱综合征是一组涉及颞下颌关节及其周围肌肉的疾病，可以导致咀嚼肌疼痛、头痛、关节弹响或杂音，以及下颌运动异常等症状。

［病因及发病机制］咀嚼的食物过于坚硬、张口过大、长期的咬合不良、长期的精神紧张以及磨牙、紧咬牙等不良习惯会导致咀嚼肌过度紧张、关节损伤、关节结构异常等，最终形

成颞下颌关节紊乱综合征。

［症状］颞下颌关节区域疼痛，可能放射到耳部、头部和颈部。张口或闭口时关节弹响，发出咔嗒声或摩擦声。张口困难，下颌运动范围受限。面部肌肉紧张、僵硬，伴随酸痛感。病情严重的患者还可能出现耳闷、耳鸣、听力下降等耳部病症，以及颞部、额部或整个头部的疼痛。

## 2 三叉神经痛与颞下颌关节紊乱综合征的鉴别诊断

［疼痛部位］颞下颌关节紊乱综合征的疼痛通常局限于颞颌关节及周围肌群，可能放射到耳部、头部和颈部；三叉神经痛疼痛局限于三叉神经分支相应的分布区域，以右侧多见，以第Ⅱ支、第Ⅲ支发病最为常见，不超过三叉神经的分布区域。

［疼痛性质］颞下颌关节紊乱综合征的疼痛为阵发性的锐性疼痛；三叉神经痛疼痛为阵发性剧烈疼痛，如电击、刀割或撕裂样，突发突止，每次疼痛持续数秒至数分钟。

［触发因素］颞下颌关节紊乱综合征的疼痛常由咀嚼硬食、精神紧张、磨牙或紧咬牙等不良习惯等因素触发，患者一般无自发痛；三叉神经痛可能由说话、咀嚼、刷牙和洗脸等面部随意运动或触摸面部某一区域诱发。

［辅助检查］X 线、CT 或 MRI 检查有助于明确颞下颌关节的骨关节和肌肉、韧带等软组织的病变情况，也有助于三叉神经痛与颞下颌关节紊乱综合征的鉴别。

# 第三章
# 得了三叉神经痛怎么办

三叉神经痛会自愈吗?

三叉神经痛患者可以到哪些专科就诊?

三叉神经痛的治疗思路是什么?

中医治疗三叉神经痛的方法有哪些?

如何使用中药汤剂治疗三叉神经痛?

......

## ❓001

# 三叉神经痛会自愈吗?

三叉神经痛极少自愈。

三叉神经痛是一种顽固难治的疾病,呈周期性反复发作,其发作时间间隔可为数周、数月或数年不等,往往因轻微刺激而突然发病,情绪波动也可引发疼痛或使病情加重,故此病多缠绵难愈,应及时接受正规的诊疗。本病虽极少自愈,但有时未经治疗可自然缓解,尤其是患病早期。

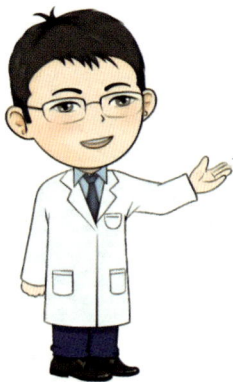

三叉神经痛会自愈吗?

极少自愈!

可自然缓解!

## ? 002

# 三叉神经痛患者可以到哪些专科就诊？

当怀疑自己患三叉神经痛时，可去当地医院就诊，建议前往正规的医院，有利于患者得到及时、良好、科学的诊治。三叉神经痛通常发生的部位在额头、上颌、下颌及颜面部，可先前往医院神经科明确诊断。对于上颌支和下颌支三叉神经痛，还需口腔科排除因口腔疾病而引起的疼痛，如龋齿或牙齿残根等，以便对疾病做出正确的诊断和及时的治疗。

神经科医生可通过各种检查明确三叉神经痛波及的部位、

三叉神经痛应该选择哪个专科诊治？

怀疑患有三叉神经痛时，
应前往正规医院就诊，可以选择
针灸科、中医科、神经科、口腔科等科室
进行筛查和诊治。

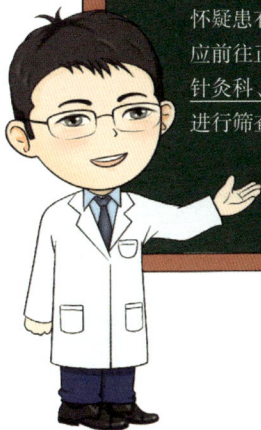

具体是哪一支神经分支的疼痛，并能通过 X 线计算机断层扫描（CT）和核磁共振扫描（MRI）等检查诊断继发性三叉神经痛的发病原因，如脑部肿瘤、血管畸形、多发性硬化症等，有利于及时清除原发病灶，解除继发的三叉神经痛。

若患者口服药物效果不明显，或已产生耐药或不良反应，但仍想通过保守治疗解决痛苦，可采用中医药和针灸等其他方法治疗。因此患者还可以根据自己的情况到中医科、针灸科就诊，接受传统中医的治疗。若病情仍难以缓解，可到口腔（外）科、神经（外）科等科室接受手术治疗等。

# ❓003

视频 5

## 三叉神经痛的治疗思路是什么？

俗话讲：凡病，三分靠治，七分靠养。虽然三叉神经痛很少自愈，但并非不能痊愈。通过积极康养以及合理的治疗，很多患者是可以完全康复的，所以保持积极的治、养观是非常必要的（视频 5）。

### 1 首先靠"养"

凡是能诱发和加重三叉神经痛的因素，都需要通过"养"来避免，由此可以减少其发作，为其恢复创造条件。避免过度疲劳、过度情绪波动、寒冷刺激、饮食刺激等，是患者靠自己来"养"的重点。

## 2 其次靠"治"

三叉神经痛的治疗分为预防性治疗和对症治疗。

预防性治疗侧重治"本"，不仅对三叉神经痛的发作有治疗作用，更偏重于预防发作和减少疼痛发作程度。凡是对过度疲劳、过度情绪波动、寒冷刺激、饮食刺激等诱发因素有调节作用的治疗方法，都可以预防或减缓三叉神经痛的发作，是治疗三叉神经痛的重点方法。中医各种疗法，如针灸、中药等治疗方法是首选；西医学中的一些神经营养剂也可以选用，如维生素 B 族等。

> **知识链接**
>
> 维生素 B 族是一类水溶性维生素，参与糖、脂肪、蛋白质三大营养物质的代谢，维护神经系统的正常功能，也是制造血液所需要的营养物质，还能保护皮肤和毛发的健康。如果身体缺乏维生素 B 族，会出现疲劳、精神不振、脱发、神经炎、口角炎、失眠和贫血等问题。
>
> 由于其为"水溶性"，会随尿液排出，难以在人体内积累，因此需要每日进行补充。通过食用谷物、动物肝脏、新鲜的蔬菜水果等可以进行补充。必要时，可在专业医生的指导下服用维生素 B 族的营养补剂。

对症治疗侧重治"标"，即缓解疼痛。需要根据患者的体质特点、有无基础病等，选择可以使用的药物治疗、物理治疗等方法。其中物理治疗禁忌证相对较少，可以首选；药物治疗一般根据疗效强弱而选择，以迅速止痛或者将疼痛缓解至能够忍受的程度为目标。物理治疗如针灸疗法，不仅止痛迅速，而且标本兼治；热敷治疗，可以有效缓解因寒冷刺激诱发的三叉神经痛。药物治疗，包括中药、西药的内服和外敷等方法，可以在适合的情况下使用。

　　若物理治疗和药物治疗都不能有效缓解疼痛，则可考虑选择手术等治疗方法。手术疗法多用于治疗继发性三叉神经痛的原发病。

## ❓004

## 中医治疗三叉神经痛的方法有哪些?

　　中医治疗三叉神经痛的方法有许多，一般分为内治法和外治法。

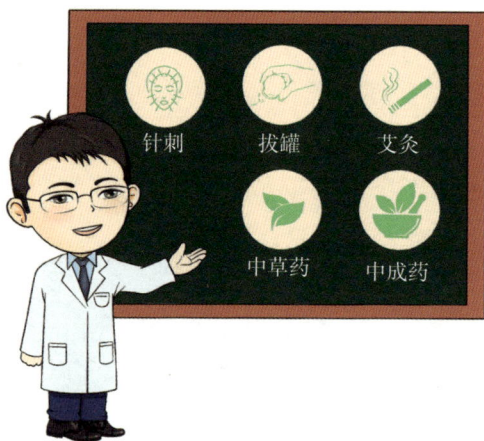

内治法主要包括中草药或中成药内服，外治法以针刺治疗为主，如毫针刺法、耳针法、皮内针法、火针法、三棱针法等，还有艾灸、拔罐、穴位贴敷、中药熏蒸等。

## ?005

## 如何使用中药汤剂治疗三叉神经痛？

中药汤剂治疗三叉神经痛有较长的历史。三叉神经痛可主要分为风寒外袭证、胃火上攻证、肝火亢盛证和气滞血瘀证四种类型，根据这四种证型辨证用药，可以帮助患者缓解症状，消除疼痛，早日恢复正常的学习、工作和生活。

**知识链接**

证候，即证的外候，是疾病过程中某一阶段的病位、病因、病性、病势及机体抗病能力强弱等有机联系的反应状态，表现为临床中可被观察到的一系列相互联系的症状等。

医生通过望、闻、问、切四诊收集患者的症状和体征等临床资料，运用中医理论对其进行归纳、分析、推理，并诊断为某一证型，以高度概括患者当下的病理状态，以此指导后续的治疗。这种"以外揣内"进行诊断并指导治疗的方式，就是中医常讲的"辨证论治"。

## 1 风寒外袭证

[主症] 面颊阵发疼痛，痛来如闪电，痛后又如常。遇冷风拂面而发生疼痛，得热则痛减。疼痛发作时面色苍白，流泪，不能言语及进食，常用手掌掩面或按摩病处。可伴有面肌紧缩感或面肌抽搐等，面部有明显的敏感点。舌质淡或淡红，舌苔薄白，脉浮紧或弦细。

[治法] 祛风散寒，活血通络，行气止痛。

[方药] 川芎、荆芥、白芷、羌活、防风、细辛、薄荷、甘草。方中可重用白芷、防风以散寒祛风，重用川芎以活血散风，行气止痛。

临床上也常用麻黄附子细辛汤加味或补中益气汤等，以温经散寒止痛。

麻黄附子细辛汤组成：麻黄、附子、细辛。

补中益气汤组成：黄芪、人参（或党参）、白术、炙甘草、当归、陈皮、升麻、柴胡、生姜、大枣。

## 2 胃火上攻证

[主症] 面痛阵阵，突然发作，突然停止，剧痛如裂。疼痛可因说话、进食、洗脸等动作刺激而诱发，恶风，发热，面部灼热甚至发红，牙龈肿痛，目赤，畏光流泪，口渴，咽干咽痛，大便干结或便秘，小便黄少。舌质红，舌苔薄黄，脉弦数或滑数。

[治法] 祛风清热，通络止痛。

[方药] 桑叶、菊花、白芍、白茅根、桑白皮、竹茹、石斛、玄参、麦冬、金银花、山豆根、生甘草。

临床上也常用芎芷石膏汤加减，以清泄胃火止痛。

芎芷石膏汤组成：川芎、白芷、石膏、藁本、羌活、菊花。

## 3 肝火亢盛证

[主症] 面痛阵阵，突然发作，突然停止，剧痛如裂。疼痛发作与情志过度激动也有一定关系。临床多见目赤，易怒，头痛，胁痛，口苦，吐血，咯血。舌红，舌苔黄，脉弦数。

[治法] 清肝解郁，清热止痛。

[方药] 天麻、钩藤、石决明、山栀、黄芩、川牛膝、杜仲、益母草、桑寄生、夜交藤、朱茯神。

## 4 气滞血瘀证

[主症] 面颊疼痛，阵阵发作，痛如锥刺、刀割，兼有胀痛感，故痛时皱眉咂嘴，每用手搓揉痛侧面部。病程缠绵，疼痛愈发愈重，发作频繁，迁延日久，久治不愈。患侧面颊皮肤色暗、粗糙，有敏感点，触之立发疼痛。舌质紫暗或有紫斑、瘀点，脉细涩或弦涩。

[治法] 活血化瘀，通经活络。

[方药] 桃仁、红花、当归、生地、牛膝、全蝎、蜈蚣。

---

**小贴士** 💡

中药方剂需要根据患者具体情况，辨证施用。建议找专业医生进行诊治，对于偏方、验方应保持警惕，谨防上当受骗，防止健康受到损害。

## ? 006

# 如何使用中成药治疗三叉神经痛?

中药汤剂可以根据患者的个人情况进行灵活加减,使药物更有针对性地治疗疾病,但也存在携带麻烦、不易保存、煎煮复杂等问题,使得很多患者难以按医嘱服用药物。对于病情较为简单或者不方便服用汤药的患者,也可以在医生指导下选择中成药治疗。

治疗三叉神经痛常用的中成药如下。

❶ 七叶莲片:主要成分为七叶莲。功效:祛风止痛,活血消肿。口服,每次 3 片,每日 3 次。

❷ 天麻丸:主要成分为天麻、羌活、独活、盐杜仲、牛膝、粉萆薢、制附子、当归、地黄、玄参。功效:祛风除湿,通络止痛,补益肝肾。口服,每次 3 粒,每日 3 次。

❸ 龙胆泻肝丸:主要成分为龙胆、柴胡、黄芩、炒栀子、泽泻、木通、车前子、当归、地黄、炙甘草。功效:清肝胆,利湿热。口服,每次 6g,每日 2 次。

❹ 元胡止痛片:主要成分为延胡索、白芷。功效:理气,活血,止痛。口服,每次 6 片,每日 3 次。

❺ 牛黄清脑片:主要成分为蒲公英、雄黄、玄参、黄芩、甘草、天花粉、麦冬、大黄、葛根、连翘、栀子、板蓝根、金银花、黄连、牛黄、珍珠粉。功效:清热解毒,清脑安神。口服,每次 4 片,每日 3 次。

⑥ 牛黄上清丸：主要成分为人工牛黄、薄荷、菊花、荆芥穗、白芷、川芎、栀子、黄连、黄柏、黄芩、大黄、连翘、赤芍、当归、地黄、桔梗、甘草、石膏、冰片。功效：清热泻火，散风止痛。口服，每次 2 丸，每日 2 次。

⑦ 川芎茶调丸：主要成分为白芷、羌活、细辛、防风、甘草、川芎、荆芥、薄荷。功效：疏风止痛。口服，每次 6g，每日 2 次。

⑧ 芎菊上清丸：主要成分为川芎、菊花、黄芩、栀子、蔓荆子、黄连、薄荷、连翘、荆芥穗、羌活、藁本、桔梗、防风、甘草、白芷。功效：清热解表，散风止痛。口服，每次 6g，每日 2 次。

⑨ 野木瓜片：主要成分为野木瓜。功效：祛风止痛，舒筋活络。口服，每次 4 片，每日 3 次。

**小贴士** 💡

对于同一种中成药，不同厂家、不同品牌、不同剂型的口服剂量可能不同，要根据药品说明书和医嘱服用。

**❓007**

# 中医外治法治疗三叉神经痛有哪些方法？

中医治疗三叉神经痛的外治法多种多样，比如针刺法就包括了毫针刺法、火针法、耳针法、皮内针法、三棱针法等；

如果不使用针具，还可以通过按摩、药物贴敷、艾灸、拔罐等方法刺激穴位，以达到治疗的目的。

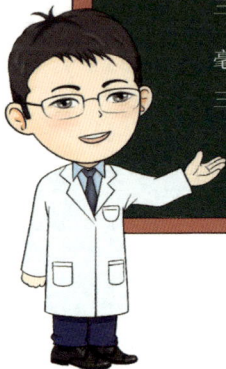

三叉神经痛的外治方法

毫针刺法、火针法、耳针法、皮内针法、
三棱针法、按摩、药物贴敷、艾灸、拔罐等

## ❓008

# 针灸治疗三叉神经痛的特点是什么？

视频 6

　　针灸是通过针刺、艾灸人体腧穴发挥疏通经络、调和气血、调理脏腑、缓急止痛的作用，以治疗三叉神经痛，疼痛剧烈时可治标以即时止痛，痛势减缓或未发作时又可治本以预防发作。针灸治疗三叉神经痛的优点有操作方便、取效迅速、标本兼治、不良反应小、方法较多等（视频 6）。

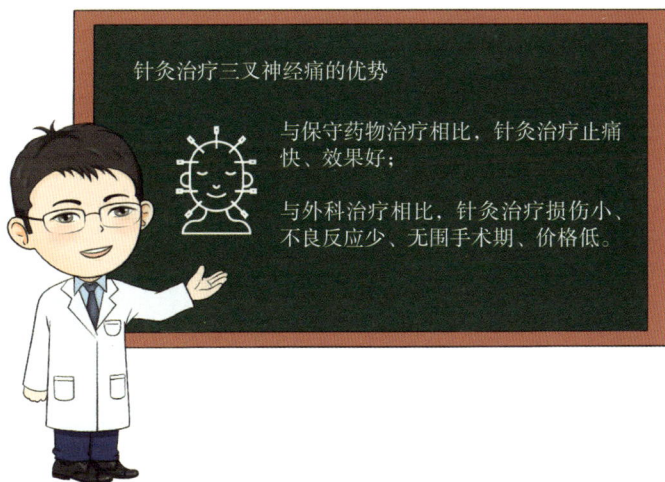

针灸治疗三叉神经痛的优势

与保守药物治疗相比，针灸治疗止痛快、效果好；

与外科治疗相比，针灸治疗损伤小、不良反应少、无围手术期、价格低。

## ❓009

## 针刺治疗三叉神经痛的常用穴位有哪些？

针刺治疗三叉神经痛的治法主要是通经活络，祛风止痛。取穴以手、足阳明经的穴位为主。常用穴位如下（图3-1）。

**率谷** 在头部，耳尖直上，入发际1.5寸。

**听会** 在面部，耳屏间切迹前，下颌骨髁状突后缘，张口有孔。

**风池** 在颈部，与风府穴相平，胸锁乳突肌与斜方肌上端之间凹陷中。

**翳风** 在耳垂后方，乳突前下方平耳垂后下缘的凹陷中。

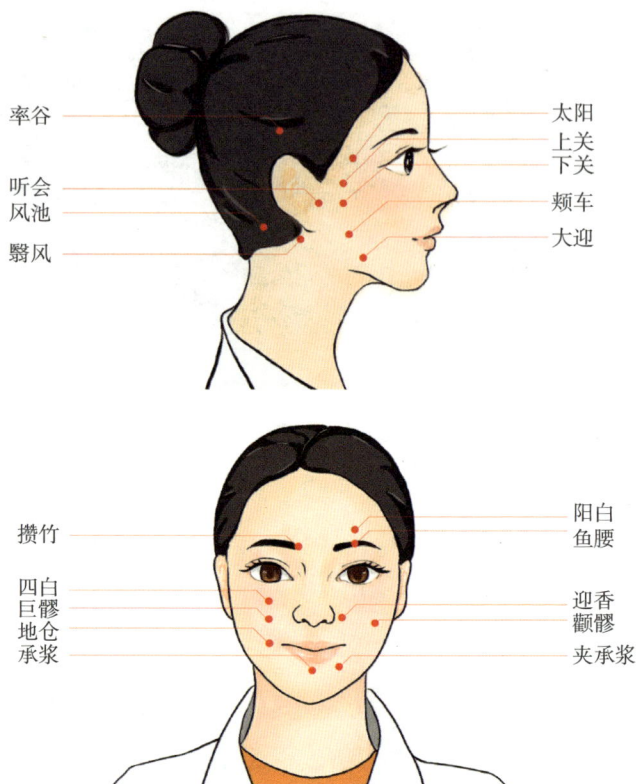

图 3-1 针灸治疗三叉神经痛的常用穴位

**太阳** 在颞部，眉梢与目外眦之间，向后约 1 寸处凹陷中。

**上关** 在面部耳前方，下关穴直上，当颧弓的上缘。

**下关** 在面部耳前方，颧弓下缘，下颌骨髁状突前方，切迹之间凹陷中，合口有孔，张口即闭。

**颊车** 在面颊部，下颌角前上方 1 横指凹陷处，咀嚼时咬肌隆起最高点。

**大迎** 在下颌角前方，咬肌附着部前缘，闭口鼓气时即出现一沟形凹陷，即于凹陷下端取之。

**攒竹**　在面部，眉头凹陷处。

**四白**　在面部，目正视，瞳孔直下，当眶下孔凹陷处。

**巨髎**　在面部，瞳孔直下，平鼻翼下缘处。

**地仓**　在面部，口角外侧，上直瞳孔，约口角旁 0.4 寸。

**承浆**　在面部，颏唇沟正中凹陷处。

**阳白**　在面部，目正视，瞳孔直上，眉上 1 寸。

**鱼腰**　在面部，眉毛的中心。

**迎香**　在面部，平鼻翼外缘中点，当鼻唇沟中。

**颧髎**　在面部，目外眦直下，颧骨下缘凹陷处。

**夹承浆**　在面部，承浆穴旁开 1 寸。

**合谷**　在手背部，第 1、2 掌骨之间，第 2 掌骨桡侧中点处。

**后溪**　在手掌尺侧，握拳，第 5 掌指关节后缘，尺侧横纹头赤白肉际处。

**足三里**　在小腿前外侧，犊鼻下 3 寸，胫骨前嵴外 1 横指处。

**三阴交**　在小腿内侧，内踝高点上 3 寸，胫骨内侧面后缘。

**解溪**　在足背与小腿交界处，踝关节横纹中央，踇长伸肌腱与趾长伸肌腱之间凹陷中。

**内庭**　在足背处，第 2、3 趾缝间纹头处。

**太冲**　在足背处，第 1、2 跖骨间，跖骨结合部前方凹陷中，或触及动脉搏动处。

**行间**　在足背处，第 1、2 趾缝间纹头处。

**阿是穴**　扳机点，即引发三叉神经痛的初始位置，三叉神经痛常由此点放大。扳机点多位于上唇、鼻翼、齿龈、口角、舌、眉等处。轻触或刺激扳机点可激发疼痛发作。

## ❓ 010

# 针刺治疗三叉神经痛的常用取穴方案和操作是什么？

在临床治疗中，应根据三叉神经痛的基本病机和患者的具体症状特点选取相应的主穴和配穴（图 3-2）。

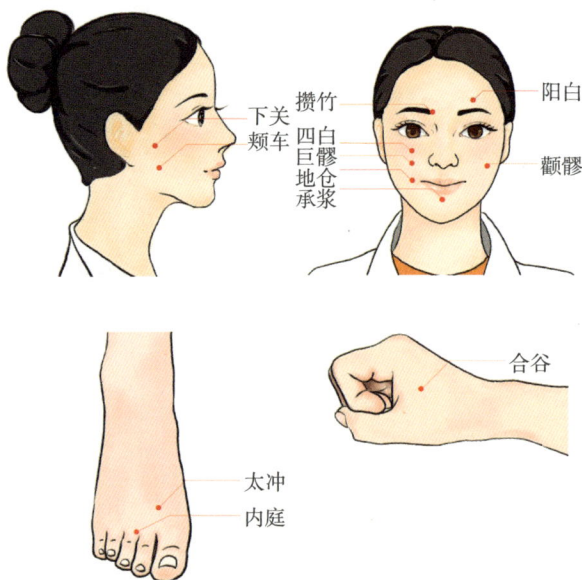

图 3-2　针灸治疗三叉神经痛的临床常用主穴和配穴

［主穴］四白、下关、地仓、合谷、太冲、内庭。

［配穴］眼部疼痛配攒竹、阳白；上颌部疼痛配巨髎、颧髎；下颌部疼痛配承浆、颊车。根据患者的具体情况还可在前述常用穴位中选择其他穴位配合治疗。

［方义］四白、下关、地仓，可疏通面部经络。合谷、太冲分属手阳明经、足厥阴经，两经均循行于面部，两穴合称为"四关"穴，可祛风通络止痛。内庭为足阳明经穴，与面部腧穴相配，可疏通阳明经气血。

［操作］毫针泻法。针刺时宜先取远端穴，用重刺激手法，局部穴宜深刺、久留针。

## ❓011

# 针刺治疗三叉神经痛的特殊穴位和针刺方法有哪些？

针对三叉神经痛的治疗，常会根据人体解剖，选择一些特殊的位点（与某些常用穴位一致或相近）和深刺法，以直接刺激三叉神经，达到止痛的目的。具体位点和针刺方法如下。

### 1 眶上孔（鱼腰穴）

在眉毛中央，指甲切压有凹陷处。用 30 号毫针，直刺1~1.2 寸，得气后留针 30~60 分钟，每 10 分钟行针 1 次，中等刺激。可治疗三叉神经第Ⅰ支所支配的眼、眼周、上额部疼痛及肌肉痉挛等。

## 2 眶下孔（四白穴）

在眼眶中央下缘直下 5 分，指甲切压有凹陷处。用 30 号毫针，进针得气后呈 45° 角向同侧嘴角方向斜刺 1.2~1.4 寸，留针 30~60 分钟，每 10 分钟行针 1 次，中等刺激。可治疗三叉神经第Ⅱ支所支配的面部、上牙疼痛或面部肌肉痉挛等。

## 3 颏孔（夹承浆穴）

在口角下 1 寸，旁开 1 分许，指甲切压有凹陷处。用 30 号毫针，进针后呈 20° 角向同侧颊车方向斜刺 1.2~1.4 寸，留针 30~60 分钟，每 10 分钟行针 1 次，中等刺激。可治疗三叉神经第Ⅲ支所支配的颏部、下牙疼痛或颏部肌肉痉挛等。

> **知识链接**
>
> 得气，是指在针刺穴位后，经过手法操作或较长时间的留针，使患者感觉到酸、麻、重、胀、沉等感觉，或行针者感觉针下沉紧，或患者的脉象或症状发生变化的现象。这种针感产生的速度和程度及其持续时间的长短往往和疗效有着密切的联系。

## ?012

# 穴位按摩缓解三叉神经痛的简易取穴有哪些？

无论是针灸治疗还是使用中药治疗，都需要在专业医生指导下进行，且需要一定的材料或工具。除了在医院接受正规、系统的治疗，患者日常也可以选择一些合适的方法进行自我治疗，帮助缓解症状，提高疗效。

穴位按摩是最为推荐的方法，简便易行，且不需要借助工具，随时随地都可以操作。

### 1 合谷穴按摩

"面口合谷收"是针灸医生耳熟能详的一句口诀，意思是面部、口腔的疾病大多可以选择合谷穴进行治疗。所以推荐患者自行按摩合谷穴缓解三叉神经痛。

［按摩方法］先将左手作松握鸡卵状，肌肉自然放松，虎口朝上。以合谷穴（第2掌骨靠近大拇指一侧的中点）为着力点，用右手拇指尖点揉，做保持一定压力的小圆周运动。注意按压要有力，达到穴位深部，有较强的酸、麻、胀感为宜。一般每次按摩3~5分钟，再行右手的合谷穴按摩。每日1次，7天为1个疗程。

## 2 阿是穴按摩

阿是穴，又称天应穴、不定穴、压痛点等，是指既无固定名称，亦无固定位置，而是以压痛点或其他反应点作为针灸施术部位的一类腧穴。阿是穴多位于病变部位附近，也可在与病变距离较远处。通过刺激阿是穴一般可以快速缓解症状，所以推荐患者自行按摩阿是穴缓解三叉神经痛。

对于三叉神经痛的患者，可以按揉平时易痛的部位或自行按压发现的面部较为不适的部位，也可以按揉翳风穴、下关穴、颊车穴、地仓穴、颧髎穴、四白穴、太阳穴和鱼腰穴等穴位。

［按摩方法］以面部压痛点（即阿是穴）为着力点，用指尖点揉或指腹按揉，做保持一定压力的小圆周运动。注意按压要有力，达到穴位深部，有较强的酸、麻、胀感为宜。一般每次按摩 3~5 分钟，每日 2 次，2 周为 1 个疗程。

## ❓013

# 如何使用艾灸疗法缓解三叉神经痛？

艾灸疗法可以缓解三叉神经痛，常用的方法有艾条灸、艾炷灸和温针灸等。

## 1 艾条灸和艾炷灸

先以艾条温和灸，沿患侧三叉神经三个分支走行的方向，来回往返熏灸面部疼痛发作部位，每次施灸大约 15 分钟。之后再用艾炷施以隔姜灸，三叉神经痛在眼支痛者取鱼腰穴隔姜灸，在上颌支痛取四白穴隔姜灸，在下颌支痛取下关穴隔姜灸，每次施灸大约 15 分钟。

**知识链接**

隔姜灸：用鲜生姜切成直径 2~3cm、厚 0.4~0.6cm 的薄片，中间以针穿刺数孔，上置艾炷放在应灸的部位，然后点燃施灸，当艾炷燃尽后，可易炷再灸。一般施灸 6~9 壮，以皮肤红晕而不起疱为度。在施灸过程中，患者感觉灼热不可忍受时可将姜片向上提起，或缓慢移动姜片。

## 2 温针灸

温针灸治疗，取双侧合谷穴、内庭穴，患侧下关穴，毫针针刺得气后，取长约 2cm 的艾段，将其置于针柄上，点燃施以温针灸，每次治疗共用艾段 2~3 壮，每日治疗 1 次。

## ❓014

# 如何使用拔罐疗法缓解三叉神经痛？常用的罐有哪些？

拔罐疗法可以用于缓解三叉神经痛。常选取耳后翳风，背部心俞、肝俞、脾俞、大椎等腧穴，留罐 5~10 分钟。

罐的种类很多，临床常用的有竹罐、陶罐、玻璃罐和抽气罐等。

**竹罐**　用直径 3~5cm 坚固无损的竹子，截成 6~8cm 或 8~10cm 长的竹管，一端留节作底，另一端作罐口，用刀刮去青皮及内膜，制成形如腰鼓的圆筒，用砂纸磨光，使罐口光滑平正。竹罐的优点是取材容易，经济易制，轻巧，不易摔碎。缺点是容易燥裂漏气，吸附力不大。

**陶罐**　用陶土烧制而成，罐的两端较小，中间略向外凸出，状如瓷鼓，底平，口径大小不一，口径小者较短，口径大者略长。这种罐的优点是吸力大，但质地较重，容易摔碎损坏。

**玻璃罐**　是在陶罐的基础上，改用玻璃加工而成，其形如球状，罐口平滑，分大、中、小三种型号。其优点是质地透明，使用时可直接观察局部皮肤的变化，便于掌握时间，临床应用较普遍。其缺点也是容易破碎。

**抽气罐**　用透明塑料制成的抽气罐，上面加置活塞，便于抽气吸附。这种罐法操作简便，安全性较高，较为适于自我拔罐治疗。

**小贴士**

　　拔罐疗法若使用不当，也具有一定的不良反应，比较常见的不良反应是由于拔罐力度过大或者留罐时间过久导致局部皮肤起水疱，或者用火罐法治疗时用火不当导致局部烧伤等。若自行拔罐治疗，建议在医生的指导下进行。

## 015

## 如何使用放血疗法缓解三叉神经痛？

视频7

　　放血疗法是用三棱针点刺人体特定的穴位或浅表脉络，放出少量血液，外泄内蕴之热毒、瘀血，以治疗疾病的一种方法。

　　放血疗法可以用于缓解三叉神经痛，在颊车、地仓、颧髎用三棱针点刺后配合拔罐治疗，适用于气滞血瘀证型的三叉神经痛；取耳尖、面颊区等耳穴，用三棱针点刺挤压出血，至血色变为鲜红为止，适用于火热炽盛证型的三叉神经痛。

　　放血疗法并不是简单的出血，且并非适合每个患者。非专业人员尤其不可盲目滥用，应由专业医生操作（视频7）。

## ❓ 016

# 如何使用穴位贴敷疗法缓解三叉神经痛？

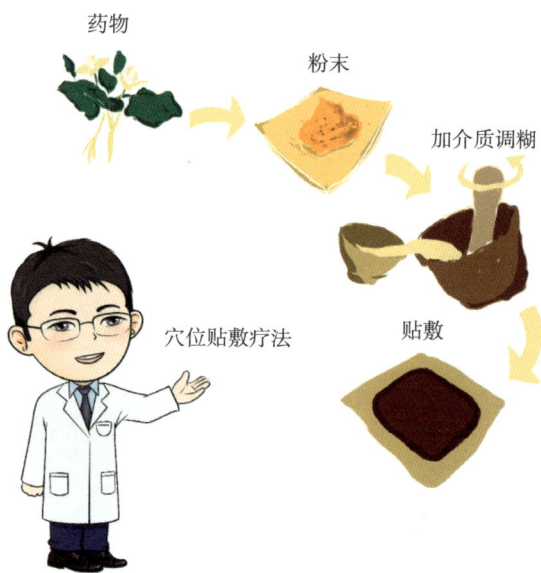

药物

粉末

加介质调糊

穴位贴敷疗法

贴敷

　　穴位贴敷疗法可以用于缓解三叉神经痛。穴位贴敷疗法是以中医理论依据，把药物研成细末，用水、醋、酒、蛋清、蜂蜜、植物油、清凉油或药液等调成糊状，或用呈凝固状的油脂（如凡士林等）、黄醋、米饭、枣泥等，制成软膏、丸剂或饼剂，或将中药汤剂熬成膏，或将药末散于膏药上，再直接贴敷于经络、穴位或患处（阿是穴）以治疗疾病的一种方法。常用药物及使用方法如下。

❶ 白乌马钱黑膏药：白芷、生川乌、生草乌、马钱子各等份，用香油浸泡三日，将上药以文火煎炸，待上药炸至焦黄后去渣，离火加入黄丹，不停搅拌成膏状，制成黑膏药备用。使用前文火加热，摊涂于布上贴于三叉神经痛处，3~5 日更换 1 次。

❷ 壮骨麝香止痛药膏贴：把壮骨麝香止痛药膏剪成 2cm × 2cm 的多片小正方形药布，贴敷部位用酒精做常规皮肤消毒，以下关穴为主穴，依三叉神经分支所支配的不同区域，分别在阳白穴、四白穴和承浆穴贴敷。每日更换壮骨麝香止痛药膏，更换撕下旧膏需休息 1 小时后再贴敷，以防止长时间贴敷药膏造成皮肤接触性皮炎。在疗程前 5 日连续贴敷，之后改为隔 1 日贴敷 1 次，贴敷 30 日为 1 个疗程。

❸ 龙蝎药饼贴：将地龙、全蝎等药物焙干，研成细末，再加入与药末等量的面粉，用酒调制成龙蝎药饼。穴位选取太阳穴，将龙蝎药饼摊贴在太阳穴上，以纱布包裹固定，每日 1 次。

❹ 全蝎、地龙、五倍子、生南星、生半夏、木香各 10g，蝼蛄 3 条。共为细末，加 30g 面粉，用酒调成 2 个药饼，敷于太阳穴上。每日 1 次，每次 20~30 分钟，宜连用 7 日。

❺ 川芎、川乌、草乌、附子、细辛、薄荷各 50g，研粉，置于药钵，加醋适量，配成稠糊状，将药糊置于空白贴，要求呈圆形，直径 1.5cm，厚度 3mm，备用。选穴：迎香、四白、角孙、下关、颊车、翳风、攒竹、阳白、丝竹空。初次贴敷时间 45~60 分钟，以后可延长至 1.5~2 小时，以面部有灼热感或皮肤发红为度。一日 2 次，连续贴敷 2 周。

## ❓017

# 如何使用穴位注射疗法缓解三叉神经痛？

穴位注射疗法是以中西医理论为指导，依据穴位作用和药物性能，在穴位内注入药物以防治疾病的方法。它可将针刺刺激和药物作用相结合，发挥综合效应，可以用于治疗三叉神经痛。

临床上多以 2% 盐酸利多卡因 1~2ml、99.5% 纯酒精 0.4ml 或亚甲蓝 0.4ml，穴位注射面部颏孔、眶上孔及眶下孔等部位，或者选取扳机点、听宫穴、迎香穴、下关穴注射，每周治疗 1 次，连续治疗 3 次，疗效较好。

> **小贴士** 💡
>
> 进行穴位注射操作时，要严格消毒，无菌操作，防止感染。注射点应注意避开神经干，以免损伤神经。

## ❓018

# 如何使用火针疗法缓解三叉神经痛？

火针疗法，古称"焠刺""烧针"等，是将针在火上烧红后，快速刺入人体，以治疗疾病的方法。火针疗法一般用于治疗顽固性三叉神经痛。

　　火针疗法治疗三叉神经痛取穴常以痛点（扳机点）为腧，常位于鱼腰、四白、下关和夹承浆等腧穴处。局部皮肤常规消毒后，采用火针点刺法治疗，针刺深度为 1~2 分，快进快出，一般不留针。

> **小贴士** 💡
>
> 　　火针疗法容易留下针孔，操作时宜选择较细的火针针具，或者毫火针。治疗前应向患者做好解释工作，消除患者的恐惧心理。针后若局部发痒，应避免用手搔抓，以防感染。

## ❓019

## 如何使用耳针疗法缓解三叉神经痛？

　　耳针疗法是在耳廓部穴位上用针刺、压丸或其他方法刺激，以防病治病的一种方法。其操作方便，主治广泛，可以用于治疗三叉神经痛。

### 1 常用耳穴

　　耳针疗法治疗三叉神经痛的常用耳穴有：额、颌、交感、神门、心、肝等（图 3-3）。

　　**额**　对耳屏外侧面的前部，即对耳屏 1 区。

颌　耳垂正面后上部，即耳垂 3 区。

交感　对耳轮下脚前端与耳轮内缘相交处，即对耳轮 6 区前端。

神门　三角窝后 1/3 的上部，即三角窝 4 区。

心　在耳甲腔正中凹陷处，即耳甲 15 区。

肝　在耳甲艇的后下部，即耳甲 12 区。

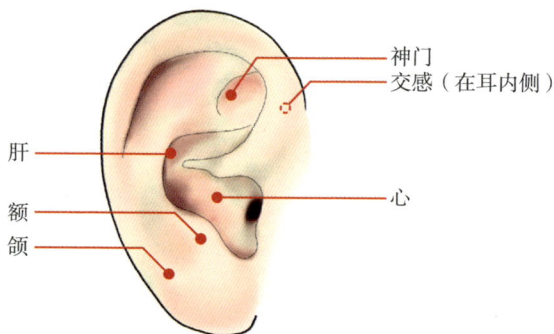

图 3-3　耳针疗法治疗三叉神经痛的常用耳穴

## 2 操作方法

操作方法一：局部皮肤常规消毒后，用 0.5 寸毫针针刺，捻转 1~3 分钟，留针 30 分钟。

操作方法二：用生王不留行籽（药店有售）或磁珠，置于穴位处，用胶布固定。每日按揉穴位 3~4 次，每次 1 分钟左右。每 2~4 日更换一次。

## ❓020

# 如何使用皮内针疗法缓解三叉神经痛？

皮内针疗法又称埋针疗法，是将特制的小型针具固定于腧穴部位的皮内并留置较长时间，产生持续刺激作用以治疗疾病的方法，可以用于治疗三叉神经痛。

［取穴］太阳、颊车、阳白、颧髎、巨髎、下关、阿是穴，均取患侧。根据患者体质不同，采用辨证方法进行配穴：风寒外袭证配外关、风池，胃火上攻证配内庭、足三里，肝火亢盛证配太冲、劳宫，气滞血瘀证配膈俞、三阴交。

［操作］严格消毒后，将一次性皮内针刺入腧穴 0.2~0.3cm，外用胶布固定。一般埋针 1~3 日，自行取下，高温出汗多时埋针时间不宜过长。

> **小贴士** 💡
>
> 埋针期间施术部位应避免浸水，以防止感染。皮肤有创伤、溃疡、瘢痕、感染、肿瘤者，该局部禁止埋针。埋针后若感到针处疼痛，可取出针，调整针刺的方向、深度后重新埋进。

## ❓021

# 中医还有其他方法治疗三叉神经痛吗?

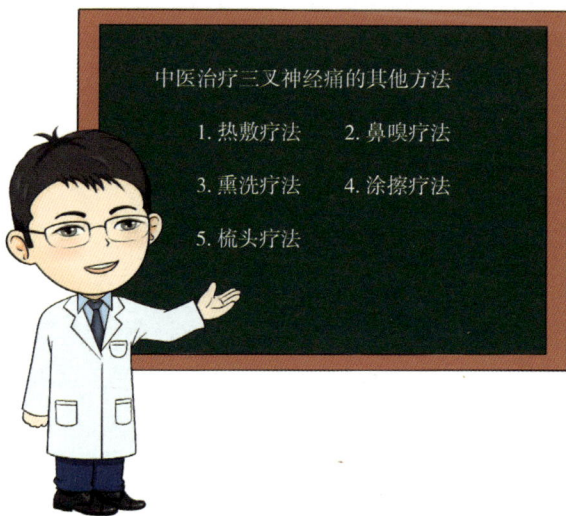

中医治疗三叉神经痛的其他方法

1. 热敷疗法 　2. 鼻嗅疗法

3. 熏洗疗法 　4. 涂擦疗法

5. 梳头疗法

## 1 热敷疗法

生草乌、生白附子、天南星各 30g, 共研为细末, 调匀, 葱白 7 段, 生姜 40g, 捣烂如泥, 与药末混匀, 用一层纱布包好, 放入锅中隔水蒸, 蒸透后热熨患处。每日 2~3 次, 每次 20~25 分钟。注意避免烫伤, 勿熨眼部, 切忌口服。

## 2 鼻嗅疗法

❶ 细辛、胡椒或川椒各 10g，干姜 6g。上药全部浸于 15~30ml 白酒中 4 小时，加水适量置于锅内煎。煎沸时用一喇叭形纸筒，一端罩在药锅上，另一端对准患者鼻孔，让患者吸入药气。每次 10 分钟，每日 2 次。注意避免蒸汽烫伤。

❷ 荜茇 30g，木鳖子 30g，藿香 18g，冰片 6g。荜茇、藿香漂洗烘干，木鳖子去壳存仁，四药混合精研约 1 小时，过 180 目筛，贮瓶备用。将火柴头大小体积的药面（约 0.5g）置于折纸中，痛侧鼻孔对准药面，将药粉吸入。首次应在三叉神经痛发作时吸入，隔 10 分钟后再吸，以后每隔 3~4 小时 1 次，每日 4 次。

❸ 白芷 40g，细辛 20g，辛夷 15g，鸡血藤 15g，冰片 10g。将白芷、细辛、辛夷、鸡血藤洗净，晒干，粉碎过 80 目筛，除去残渣和纤维状物后再混合冰片磨成细粉，过 120 目筛，经过 -15℃低温灭菌后装瓶密封备用。使用时用棉棒蘸少量此药物置入患侧鼻孔内轻吸即可。每日 1 次。宜连用 5 日。

## 3 熏洗疗法

❶ 防风、羌活、川芎、当归各 12g，白僵蚕 10g。加水适量煎汤，去渣，熏洗面部，每日 2~3 次，每次 20 分钟。

❷ 透骨草 30g，细辛、川芎、白芷各 15g，白僵蚕 1 个。将药置砂锅内，加水适量，煎沸数分钟后，取一厚纸，中间掏一小孔约手指大，覆盖锅上。熏痛侧耳孔及疼痛部位 10~20 分钟，每日 2~3 次。每剂药可用 2~3 日，熏后需避风 1 日。注意避免蒸汽烫伤。

### 4 中药涂擦疗法

川乌头、草乌头各 12g，川椒、生半夏、生麻黄、生南星各 15g，姜黄 30g。共研细末，浸泡于少量酒精中，2 日后取出涂患处。疼痛发作时随时涂擦，缓解后每日涂擦 3 次。

### 5 梳头疗法

用木梳一把，于清晨起床后、午休后、晚睡前梳头，从前额经头顶到枕部，开始每分钟 20~30 次，以后逐渐加快速度。梳头时用力要均匀、适当，以不刮破头皮为度。每次梳 5~10 分钟。本法尤其对第 I 支即眼支疼痛的缓解效果较好，坚持月余可使疼痛明显减轻。

## ? 022

# 西医对三叉神经痛的治疗方法有哪些？

西医治疗三叉神经痛，一般首选药物治疗，如卡马西平等，部分患者只需药物治疗就可以缓解。药物治疗一段时间后，可能出现疗效减退或出现明显药物不良反应（如头晕、头痛或嗜睡），在药物治疗无效时可选择微创介入治疗或实行外科手术治疗。

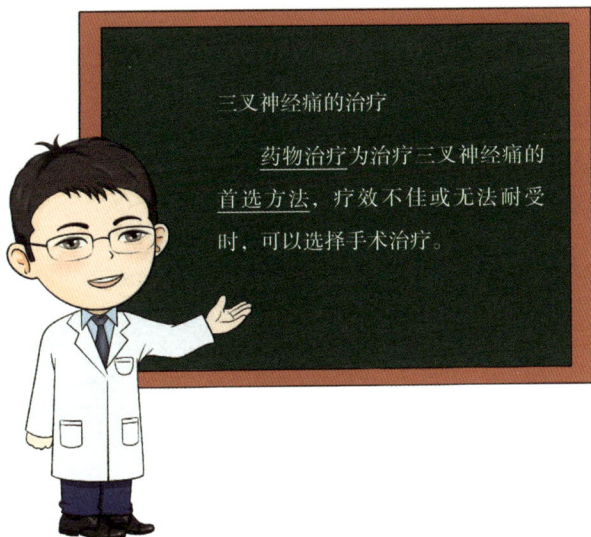

三叉神经痛的治疗

药物治疗为治疗三叉神经痛的首选方法，疗效不佳或无法耐受时，可以选择手术治疗。

## ?023

## 西医治疗三叉神经痛的药物有哪些？

由于个体差异大，治疗三叉神经痛用药不存在绝对的最好、最快、最有效，除常用非处方药外，还应在医生指导下，充分结合个人情况选择合适的药物。

目前，药物治疗对原发性三叉神经痛有效，尤其对于首次发作的原发性三叉神经痛；但对继发性三叉神经痛的疗效尚不确切。

三叉神经痛的药物治疗

药物治疗对原发性三叉神经痛的疗效较好，卡马西平是首选药物。

继发性三叉神经痛也可以使用药物缓解疼痛，但要积极治疗原发疾病。

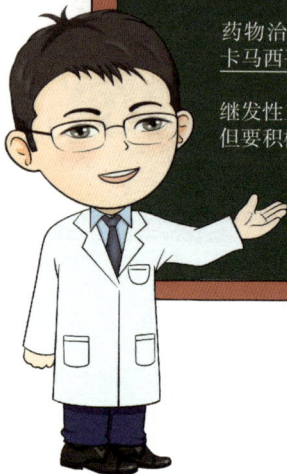

## 1 原发性三叉神经痛的药物治疗

**卡马西平** 是治疗三叉神经痛的首选药物，是目前认为治疗三叉神经痛最好的药物，止痛效果明显，用药后数小时即可使疼痛减轻，用药 24 小时后疗效显著。其作用是抑制三叉神经病理性多神经元反射，从而缓解疼痛，有效率为 70%~80%。每日用药 2 次，部分患者用药一段时间后由于代谢加快，需每 8 小时或每 6 小时用药 1 次。治疗一般从小剂量开始，口服 0.1~0.2g，每日 1~2 次；再逐渐增量，每日增加 0.1g，直至有效；疼痛消失后，维持用药 2 周左右，再逐渐减量，直至最小有效剂量，维持数月。一般每日用量 0.4~0.6g，最大剂量不超过每日 1.2g，达到此最高剂量仍无效则应考虑其他疗法。部分患者在长时间用药后产生耐药性，平均 4 年内疼痛复发。虽然卡马西平为治疗三叉神经痛的首选药，也是止痛效果最好的药，但仍有一定的不良反应，如用药早期可能产生嗜睡、眩晕、胃肠道症状、皮疹、白细胞减少等，通常在 1 周内或减量后自行消失。用药过量可能出现共济失调、复视、头痛、精神错乱等，对造血系统和肝功能有一定影响，应注意定期检查血常规、肝功能和尿常规。孕妇忌用。

**苯妥英钠**　可用于治疗三叉神经痛。较常见的不良反应有行为改变、笨拙或步态不稳、思维混乱、发音不清、手抖、烦躁易怒，这些不良反应往往是可逆的，一旦停药很快就会消失。另外较常见的不良反应还有齿龈肥厚、出血，面容粗糙，毛发增生等。用药期间需监测血药浓度。孕妇慎用；有低血压、心动过缓、严重房室传导阻滞、充血性心力衰竭、严重心肌损害、糖尿病及有过敏反应等的患者忌用。

**氨苯胺丁酸**　为苯妥英钠和卡马西平的替补剂，其作用是抑制三叉神经兴奋的传递，能与卡马西平或苯妥英钠起协同作用。可在以上两种药物无效或耐药时加用此药。常见的不良反应有嗜睡、恶心或呕吐等。

**加巴喷丁**　用于三叉神经痛的辅助治疗。常见的不良反应包括嗜睡、眩晕、步态不稳和疲劳感。这些不良反应常见于用药早期，只要从小剂量开始，缓慢地增加剂量，多数人都能耐受。儿童用药时偶尔会出现急躁易怒，停药后会消失。孕妇忌用。已知对该药中任一成分过敏的人群、急性胰腺炎的患者禁服。

**维生素 $B_{12}$**　可维持中枢及周围有髓鞘神经的正常代谢，保持其功能的完整性。基于三叉神经痛的缺血及营养缺乏学说，其用于治疗三叉神经痛，有效率可达 60%~80%。一般常与卡马西平或苯妥英钠合用。无明显不良反应。

## 2 继发性三叉神经痛的药物治疗

发病时可服用卡马西平或苯妥英钠缓解疼痛，同时保持心情愉快、生活规律、合理作息，保持周围环境安静，避免因周围环境刺激而产生焦虑情绪，以致诱发或加重疼痛。

## ？ 024

# 外科治疗三叉神经痛的方法有哪些？

原发性三叉神经痛经药物治疗一段时间后，如果疗效减退或不良反应明显，可选用外科方法进行治疗，如封闭治疗、经皮穿刺半月神经节射频热凝疗法、经皮穿刺半月神经节球囊压迫疗法、微血管减压术和伽马刀等，止痛效果显著。继发性三叉神经痛还需视情况对原发病进行治疗。

三叉神经痛的外科治疗

在药物治疗效果不佳或患者不能耐受时，可以选择外科治疗，如封闭治疗、经皮穿刺半月神经节射频热凝疗法或球囊压迫疗法、微血管减压术、伽马刀等。

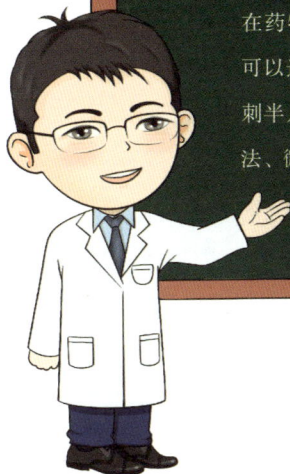

　　除了上述提到的药物和方法，随着西医学的不断发展，对于三叉神经痛的病因和病理机制的认识逐渐深入，更多药物如免疫制剂、更多新型治疗手段如基因疗法等，也将会用于三叉神经痛的治疗。

**?** 025

# 封闭治疗如何治疗三叉神经痛？效果如何？

　　三叉神经痛的封闭治疗也称为三叉神经痛神经阻滞治疗，适用于药物治疗无效或有明显不良反应、拒绝手术治疗或不适于手术治疗的三叉神经痛患者。神经阻滞疗法是取无水酒精或其他化学药物，如甘油、维生素 $B_{12}$ 等，直接注入三叉神经分支或半月神经节内，使之发生凝固性坏死，阻断神经传导，可使局部感觉丧失，从而获得止痛的效果。神经阻滞疗法安全简易，但是疗效并不持久。

　　封闭治疗的常用药物包括：无水酒精、25% 硫酸镁加入等量 2% 普鲁卡因、维生素 $B_{12}$、甘油、二盐酸奎宁。以无水酒精为例，在实施周围神经封闭疗法前，首先要明确病变的神经分支。局部麻醉下，将无水酒精或其他化学药物注入相应部位，颏孔、眶下孔注射 0.5ml，其他部位注射 1.0ml。治疗一般先从周围支开始，如颏孔、眶下孔等，最后到圆孔、卵圆孔，但第 I 支除外。

　　从现有临床资料统计结果来看，无水乙醇封闭治疗 6 个月有效率 81%，2 年复发率 67%；甘油封闭治疗有效率 95%，2 年复发率 20%；二盐酸奎宁封闭治疗有效率 84.14%。由此可见，此方法近期疗效肯定，且手术简单易行，年老体弱者多可耐受，适于医疗条件不好的地区和轻症及体质差的患者。但远期复发率较高，属于非根治性手术。由于初次治疗后局部瘢痕形成，重复治疗的效果较差，加上正常神经生理功能被破坏，使神经分布区感觉麻木，特别是眼睑、角膜知觉丧失，可致角膜溃疡，甚至失明，所以难以发展和推广。

**? 026**

## 经皮穿刺半月神经节射频热凝疗法如何治疗三叉神经痛？效果如何？

本疗法是在 X 射线和 CT 引导下将射频热凝电极针经皮刺入半月神经节处，选择性破坏传导痛觉、温觉神经，达到止痛效果，有效率达 90% 以上。适用于年老体衰有系统疾病、不能耐受手术者。射频热凝疗法的优点是经过治疗就能迅速止痛，缺点是术后原有疼痛区域会出现皮肤麻木或咬硬东西无力，且 3 年左右即需要重新治疗。

## ?027

## 经皮穿刺半月神经节球囊压迫疗法如何治疗三叉神经痛？效果如何？

经皮穿刺半月神经节球囊压迫疗法也是一种神经节破坏疗法。穿刺针经皮到达半月神经节后，从针中间插入带小球囊的管，注射造影剂，鼓起球囊压迫神经，使神经缺血毁损后不能传导痛觉。因为穿刺针较粗，手术痛感明显，所以需要全麻，并且手术过程中心血管反应较重；另外压迫破坏了全部神经节，会导致半侧脸麻木，所以临床中很少实施此手术。

## ?028

## 微血管减压术如何治疗三叉神经痛？效果如何？

微血管减压术是指在手术显微镜下将对三叉神经造成压迫的血管推移离开，解除血管对三叉神经的压迫，从而使临床症状得到缓解。微血管减压术是从病因上进行治疗，因此术后疗效十分确切，术后患者疼痛完全缓解率大于90%，但可出现听力减退、面神经暂时性麻痹等并发症。近年来，三叉神经微血管减压术因其止痛的同时不产生感觉及运动障碍而大受推崇，是目前广泛应用的最安全有效的手术方法。

　　总体来说，微血管减压术治疗三叉神经痛的远期疗效是令人满意的，也会有一定的复发率，随着时间的延长有一部分患者的疼痛会再次出现，但其复发率相对较低。复发的原因大致有以下三类：随着时间的延长，手术中减压的血管再次复位，又对三叉神经形成压迫；有的患者是因为其他血管硬化移位压迫三叉神经；还有一部分患者症状复发的原因未能明确。

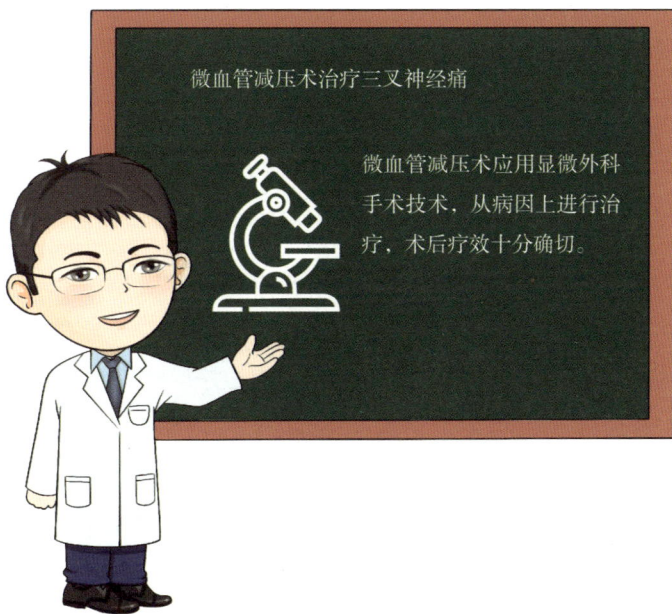

微血管减压术治疗三叉神经痛

微血管减压术应用显微外科手术技术，从病因上进行治疗，术后疗效十分确切。

## ?029

# 微血管减压术的优缺点是什么?

### 1 微血管减压术的优点

❶ 保留三叉神经功能,较少遗留永久性神经功能障碍。

❷ 手术采用颅后窝开颅入路可直接发现引起三叉神经痛的真正原因。

❸ 应用显微外科手术技术可减少手术的损伤。

### 2 微血管减压术的缺点和风险

❶ 手术采用小口入颅,在颅内手术,有一定的风险;有开颅手术的固有并发症。主要的手术风险和并发症包括:术后脑脊液漏,发生率为1%~5%,头痛头晕、颈部疼痛不适等脑膜刺激症状的发生率为15%~17%,听力丧失的发生率为1%~7%,另外还有一些患者出现面部麻木、感觉减退等;微血管减压术还有小于1%的死亡率,其原因包括术中或术后颅内出血、术后各种感染、麻醉意外等。

❷ 术后有一定的复发率。

## ? 030

# 伽马刀如何治疗三叉神经痛？效果如何？

用伽马射线照射三叉神经，让三叉神经变得不敏感，平均起效时间在治疗后 1 个月开始，治疗 1 年后疼痛完全缓解率为 69%（不需要药物辅助治疗），治疗 3 年后疼痛完全缓解率降为 52%。

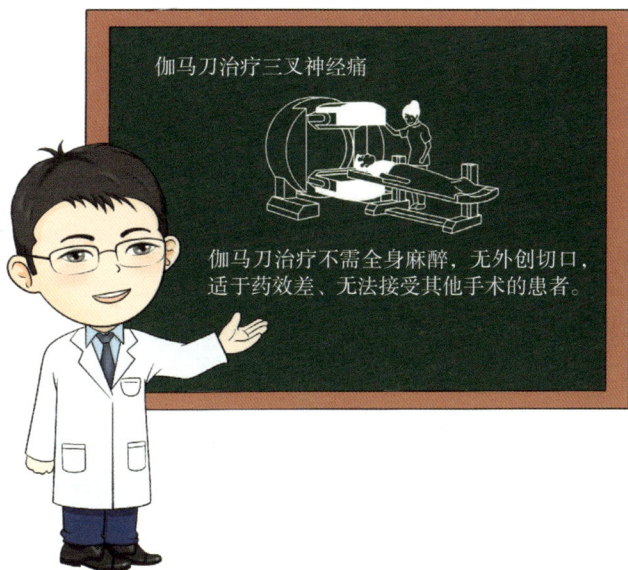

伽马刀治疗三叉神经痛

伽马刀治疗不需全身麻醉，无外创切口，适于药效差、无法接受其他手术的患者。

## 1 什么是伽马刀

伽马刀是立体定向放射外科的主要治疗手段，是根据立体几何定向原理，将颅内的正常组织或病变组织选择性地确定为靶点，使用钴 60 产生的伽马射线进行一次性大剂量地聚焦照射，使之产生局灶性的坏死或功能改变而达到治疗疾病的目的。

## 2 伽马刀与常规开颅手术的区别

伽马刀手术与开颅手术相比，有如下优势：无须开颅，可避免诸多的麻醉意外；消除了术中大出血或术后颅内出血发生的可能；可避免开颅手术时可能发生的脑功能结构的损伤；防止了术后感染的发生；可使患有其他疾病而无法接受开颅手术的患者获得伽马刀手术治疗；对于多发性双侧脑部病变或转移癌患者最适合行伽马刀手术；伽马刀手术患者痛苦少，并发症发生少。

## 3 哪些原发性三叉神经痛患者适合伽马刀治疗

❶ 经药物治疗无效或不能耐受药物不良反应的患者。

❷ 已做过其他手术治疗无效或复发者。

❸ 年龄大，体弱，伴有其他脏器病变，不适合麻醉或手术者。

❹ 明确为原发性三叉神经痛，坚决要求伽马刀治疗者。

❺ 各种各样的方法都无法止痛的顽固性三叉神经痛者。

## 4 伽马刀治疗原发性三叉神经痛的时机

原发性三叉神经痛建议早期先服药治疗或对症封闭治疗。若治疗无效，或出现耐药性，或发病超过半年以上仍然疼痛不止，建议采用三叉神经半月节射频热凝治疗；若属顽症，迁延多年，并不愿接受热凝治疗，建议行微血管减压术或者直接采用创伤轻、痛苦少的伽马刀手术。以上为常规选择治疗方法的原则。

### 5 伽马刀手术治疗三叉神经痛的流程

伽马刀治疗三叉神经痛的流程一般分为四个步骤：固定头架、定位、计算机自动化的治疗计划设计、伽马刀治疗。

伽马刀治疗不需要全身麻醉，无外创切口。该治疗一般是在局部麻醉、只固定头部的情况下完成的，所以患者可以和治疗人员互相交流、沟通。治疗在较短的时间内完成，一般全部过程持续 30~40 分钟，根据具体的治疗计划而有所差异。绝大多数患者第二天就可以恢复到手术前的生活状态。

## ? 031

# 伽马刀治疗三叉神经痛的优缺点是什么？

### 1 伽马刀治疗三叉神经痛的优点

❶ 简便快捷：大约需要几分钟到几十分钟。

❷ 方便安全：患者不脱发，无严重不良反应，手术后不用输血、用药，不受饮食和活动限制，一般不用住院。

❸ 精确：治疗全过程均由计算机控制，精确、安全、可靠，疗效确切，正常组织无损伤。

❹ 无明显手术禁忌证：治疗过程不受年龄、身体状况、高血压病、糖尿病及心脏病等的影响，无明显手术禁忌证，尤其适合于不能耐受其他手术或麻醉者，对多发转移灶可一次性治疗。

❺ 不需麻醉：不需要特殊手术前准备、用药，无创伤，不出血，手术在清醒、无痛情况下进行。

## 2 伽马刀治疗三叉神经痛的缺点

伽马刀治疗三叉神经痛后的近期和远期都可能有一定的不良反应。近期不良反应主要是局部的脑组织水肿，还有因为短时间内接受大剂量的伽马射线治疗引起的恶心呕吐、头痛头晕等症状。远期不良反应最常见的就是治疗后一些脑组织坏死导致的癫痫发作及病灶周围的组织水肿。

## ❓ 032

## 继发性三叉神经痛该如何治疗？

继发性三叉神经痛是指由颅内外各种器质性病变引起的三叉神经继发性损害而导致的三叉神经痛，多见于 40 岁以下的患者。

与原发性三叉神经痛不同的是：继发性三叉神经痛疼痛发作时间通常较长，或为持续性、发作性疼痛，而无扳机点。体格检查可查出三叉神经受累的客观表现及原发性疾病的体征，但亦可完全为阴性。经 CT、MRI 检查一般可明确诊断，其病因可包括以下几点。

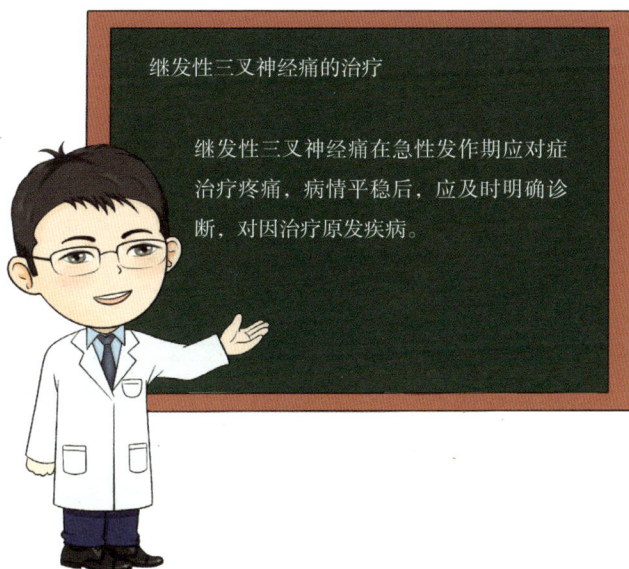

继发性三叉神经痛的治疗

继发性三叉神经痛在急性发作期应对症治疗疼痛，病情平稳后，应及时明确诊断，对因治疗原发疾病。

❶ 小桥脑脑角胆脂瘤（表皮样囊肿）、听神经瘤、脑膜瘤、血管瘤和三叉神经鞘瘤等。

❷ 半月神经节肿瘤，如神经节细胞瘤、神经鞘瘤和脊索瘤等。

❸ 垂体腺瘤向鞍旁生长伸入两层硬脑膜之间的腔中，此时，除表现三叉神经痛症状外，还可出现垂体功能紊乱体征。

❹ 颅底部恶性肿瘤，如鼻咽癌及各种转移癌等。

继发性三叉神经痛在急性发作期以治疗疼痛为第一要义，待病情平稳后，应及时完善检查和明确诊断，以病因治疗为主。

# 第四章
# 三叉神经痛的康复

为什么"上火""受风"等会诱发或加重三叉神经痛?

熬夜劳累会诱发或加重三叉神经痛吗?

冷热刺激会诱发或加重三叉神经痛吗?

饮食不慎会诱发或加重三叉神经痛吗?

情志失调会诱发或加重三叉神经痛吗?

……

## ❓ 001

# 为什么"上火""受风"等会诱发或加重三叉神经痛？

"上火"是一种民间说法，古代医书中没有明确提出这一词语，一般称之为"火证""热证"。"受风"则指的是感受风邪，常常会伴随着寒邪、热邪等其他邪气一同致病。

中医学认为，三叉神经痛多与外感邪气、情志失调、内伤饮食劳倦及外伤等因素有关。风寒之邪侵袭面部阳明、太阳经脉，寒性收引，凝滞筋脉，气血痹阻；或因风热毒邪侵淫面部，经脉气血壅滞，运行不畅；外伤或情志不调，或久病入络，致气滞血瘀；面部经络气血痹阻，经脉不通，最终产生面痛，三叉神经痛即包含于此。

当患者"上火"或"受风"时，身体处于一种阴阳失衡的状态，正虚受邪，若侵犯或影响到面部经络，导致经络痹阻，就会发生疼痛，所以"上火""受风"常常会诱发或加重三叉神经痛。

> **知识链接** 📝
>
> 中医所说的风、火，指的是风邪和火邪，属于六淫邪气当中的两种邪气，是常见的致病因素。
>
> 风邪具有善行数变的特性，比如风湿性关节炎等由

于风邪所引起的疼痛，这类疾病不适的部位常常游走不定，疼痛呈走窜性，症状表现变化多端。另外，风邪还具有开泄的特性，能够打开我们的毛孔，让其他邪气更容易侵犯人体，所以日常生活中要特别注意避免虚邪贼风的侵袭。

火邪具有炎上的特性，一般容易侵犯人体上部，表现出火热、亢盛的症状特点，比如口疮、口干口苦、目赤肿痛、咽喉肿痛、失眠和烦躁易怒等。

## ❓ 002

## 熬夜劳累会诱发或加重三叉神经痛吗？

睡眠和觉醒属于人体正常的生理活动，合理作息、充分睡眠是提高机体免疫功能和身体健康的重要保障。《黄帝内经》提到"法于阴阳，和于术数，食饮有节，起居有常，不妄作劳"是重要养生法则，违背这一规律则有损健康，破坏人体免疫功能，各种疾病随之而来。长期熬夜，违背人体阴阳变化的节律，人的生物钟会被扰乱，内分泌失调，免疫功能下降，长期如此，是三叉神经痛的重要诱发或加重因素。中医认为，阴阳失调，气血失和，脏腑虚损，经络失调，由此则邪气有机可乘，更容易诱发或者加重三叉神经痛。

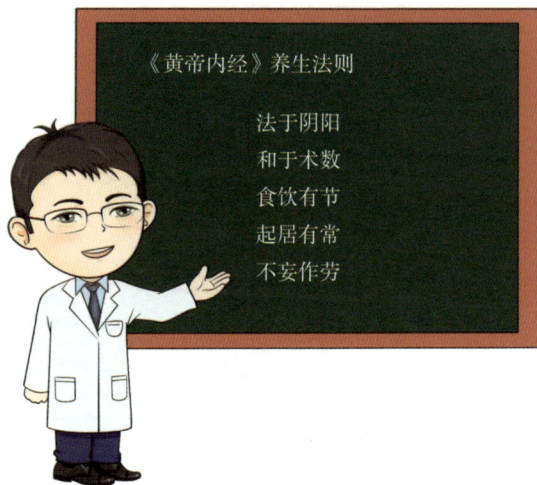

《黄帝内经》养生法则

法于阴阳
和于术数
食饮有节
起居有常
不妄作劳

## ❓003

## 冷热刺激会诱发或加重三叉神经痛吗？

冷热刺激如果引发面部肌肉收缩可刺激病损的三叉神经，是诱发或加重三叉神经痛的重要原因。部分三叉神经痛发作常呈季节性加重的特点，秋冬天气寒冷，或者风邪过盛，均可引发面部肌肉收缩，导致疼痛加重。如果遇到过热的刺激，也会引发面部肌肉收缩，诱发三叉神经痛发作。

因此，三叉神经痛患者要注意关注天气变化，外出时要适当进行头面部防护，避免局部受凉、受风。同时生活中注意，慎重使用过冷或过热的水洗脸、刷牙、漱口等。

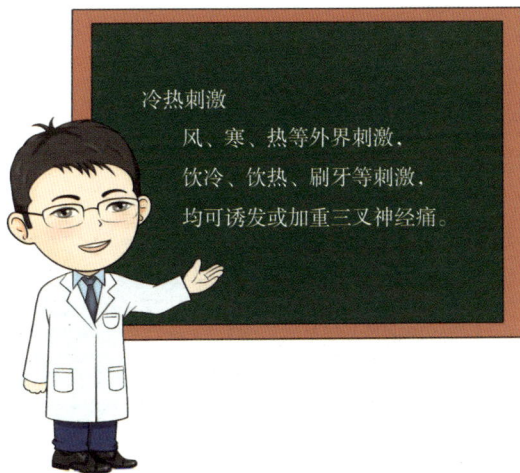

冷热刺激
　　风、寒、热等外界刺激、
饮冷、饮热、刷牙等刺激、
均可诱发或加重三叉神经痛。

?004

# 饮食不慎会诱发或加重三叉神经痛吗？

　　饮食不慎可诱发或加重三叉神经痛，主要原因包括 2 个方面。

　❶ 饮食咀嚼动作会直接刺激到病灶局部，因此有很多三叉神经痛患者常常因为饮食不当，咀嚼幅度过大，刺激三叉神经导致了疼痛发作。所以，三叉神经痛患者要尽量避免进食坚硬或咀嚼难度较大的食物，以免触发疼痛。少吃多餐是一种可行的方法，要以流质的高蛋白食物为主，保持身体充足的营养。

　❷ 过食辛辣肥腻厚味等食物，容易在体内生热化火，火

性上炎，熏灼面部，也是诱发或加重病情的重要因素。所以在烹饪时应该尽量减少牛羊肉等厚味之品、辛辣等刺激性的调味品或食材的用量，同时，也应远离烟、酒、咖啡等容易助热生火之品，可以有效地预防或减轻三叉神经痛的发作。

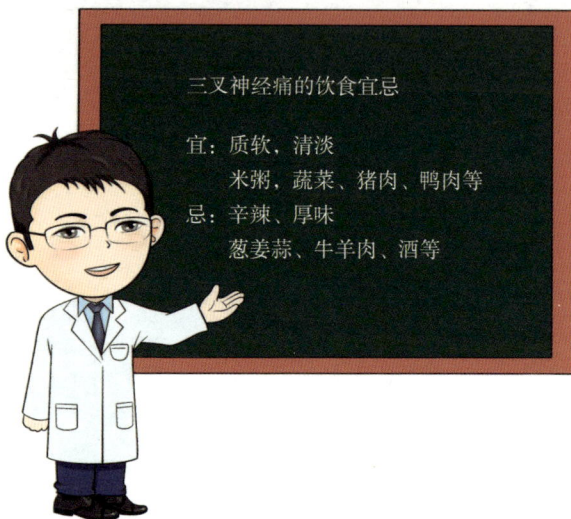

三叉神经痛的饮食宜忌

宜：质软，清淡
　　米粥，蔬菜、猪肉、鸭肉等
忌：辛辣、厚味
　　葱姜蒜、牛羊肉、酒等

## ? 005

## 情志失调会诱发或加重三叉神经痛吗？

《素问·举痛论篇》告诉我们："百病生于气也。"许多疾病的发生与气机运行的失常密切相关。而情志失调，不良的精神状态可以直接影响到人体的脏腑功能，使得脏腑的功能失调，气血运行阻滞，正气虚弱，抗病能力下降，而易于导致各种疾病。

三叉神经痛也同样会受到情志的影响，特别是焦虑、郁闷、发怒导致的肝气郁结、肝火亢盛、心火上炎等情况容易诱发或加重三叉神经痛。因此，平时保持情志调畅，心态平和，有助于预防或避免加重三叉神经痛。

## ❓006

# 三叉神经痛患者在间歇期如何避免疼痛发作？

对于已经患有三叉神经痛的患者，在疼痛间歇期注意做到以下几点，将有助于尽量减少疼痛的发作和加重，降低发作的频率和疼痛的程度。

❶ 生活、饮食要有规律，保证足够的睡眠和休息，避免过度劳累。

❷ 保持心情舒畅，切忌冲动生气、焦虑抑郁，树立治疗疾病的信心。

❸ 适当参加体育运动，锻炼身体，增强体质。

❹ 动作轻慢，避免一切可能诱发三叉神经痛的因素。

❺ 进食较软的食物，因咀嚼诱发疼痛的患者，则要进食流食。减少进食油炸食物、刺激性食物、坚果及生冷坚硬的海鲜产品等。

## 007

# 三叉神经痛患者如何合理饮食?

　　合理饮食不仅是维持生命的基本条件，也是增强免疫力、促进疾病康复的重要方法。科学的饮食对三叉神经痛患者大有裨益。

　　适宜三叉神经痛患者的饮食包括以下几类。

　　❶ 会因咀嚼触动扳机点的患者应以软食或流食为主，可食用高蛋白、高糖液体食品，如牛奶冲藕粉、牛奶冲蛋花等，既可补充营养，又可增加饱腹感。

三叉神经痛患者饮食要点

饮食宜营养丰富，合理搭配

清淡为主，避免过硬

禁忌硬果类食物

避免生冷、辛辣刺激食物

减少进食油腻食物

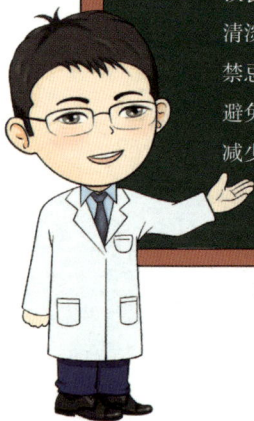

❷ 适当补充钙及 B 族维生素，有助于预防三叉神经痛发作。如排骨、深绿色蔬菜、蛋黄、奶制品等都富含钙质，番茄、冬瓜、黄瓜、木瓜、苹果和菠萝等食物中 B 族维生素丰富，患者可适当食用。

❸ 饮食要营养丰富，合理搭配，多食新鲜水果、蔬菜及豆制品，少食肥肉、多食瘦肉，食品以清淡为宜。

不适宜三叉神经痛患者的饮食包括以下几类。

❶ 禁忌硬果类食物，如核桃、栗子、松子和炒花生等，这类食物需用力咀嚼，易触动扳机点诱发疼痛。

❷ 避免生冷食物，如冰激凌、冰镇西瓜和冰镇饮料等，以免寒冷刺激三叉神经，诱发疼痛。

❸ 避免辛辣刺激的食物，如洋葱、大葱、生姜、芥末和辣椒等，过度的辛辣也会刺激三叉神经，加重病情。

❹ 减少进食油腻食物，如肥肉、牛油、油炸食物等，这类食物会滋生痰湿，乘肝阳上扰头面，闭阻经脉，诱发或加重三叉神经痛。

**❓ 008**

# 三叉神经痛患者如何食用药膳？

药膳发源于我国传统的饮食和中医食疗文化，是在中医学、烹饪学和营养学理论指导下，严格按药膳配方，将中药与某些具有药用价值的食物相配，采用我国独特的饮食烹调技术和现代科学方法制作而成的具有一定色、香、味、形的美味食品。它是中国传统的医学知识与烹调经验相结合的产物，"寓医于食"，既将药物作为食物，又将食物赋以药用，药借食力，食助药威，二者相辅相成，相得益彰，既具有较高的营养价值，又可防病治病，保健强身，延年益寿。

三叉神经痛患者在生活中需要规律饮食，注意营养搭配，对于药膳，可根据需要选择食用。下面推荐两道药膳。

## 1 萝卜丹参汤

［组成］丹参6g，白芷6g，白萝卜250g，姜10g，葱15g，盐4g，素油30g。

［制法］白萝卜去皮，切成细丝，丹参、白芷润透切片，姜切片，葱切段。将炖锅置武火上烧热，加入素油，至六成热时，加入姜葱爆香，再下萝卜丝、丹参、白芷、盐及清水600ml，用文火煮35分钟即成。

［用法］佐餐食用。

## 2 菊花钩藤饮

［组成］菊花6g，钩藤10g，白糖15g。

［制法］菊花、钩藤洗净放入炖杯内，加水400ml。将炖杯置武火上烧热，再用文火煮20分钟，去渣，留汁液。在汁液内加入白糖，拌匀即成。

［用法］代茶饮用。

## ？009

# 为什么心态平和对保持健康和疾病康复非常重要？

心态平和是养生的基础，乐观、开朗、愉快、喜悦的情绪是养生的关键。《素问·阴阳应象大论篇》曰："圣人为无为之事，乐恬淡之能，从欲快志于虚无之守，故寿命无穷，与天地终，此圣人之治身也"，是说想要健康长寿，需要思想上保持安定清静，心态平和，心地坦然，淡泊名利，不贪欲妄想，尽量减少不良的精神刺激和过度的情绪波动。《素问·痹论篇》言："静则神藏，躁则消亡"，说明人应保持精神安定舒畅，心平方能气和，心静方能气清，气清方能神凝，神凝方能心定，如此神藏而不妄耗，有助于身体健康。

### 知识链接

《黄帝内经》是中国传统医学四大经典著作之一，分《灵枢》和《素问》两部分，包含了阴阳五行、藏象、经络、病机、诊法、论治及养生、五运六气等丰富的学说内容，是中医学理论的奠基之作。其内容十分广博，除医学外，还记载了古代哲学、天文学、气象学、物候学、生物学、地理学、数学、社会学、心理学、音律学等，并将这些知识和成果渗透到医学中，使该书成为一部以医学为主体、涉及多学科的著作。

中医认为，五脏藏神（图4-1），肝主疏泄，在志为怒，怒伤肝；心主神明，在志为喜；脾主思，过思伤脾；肺主忧悲，忧悲伤肺；肾主惊恐，惊恐伤肾。心态平和与否，情绪乐观与否，直接影响体内气血的运行状态及各脏腑的功能。一个人如果心态平和，精神愉快，性格开朗，对人生充满乐观情绪，则气血运行通畅，五脏六腑功能协调，从而能够保持阴阳平和，机体自然会处于健康状态。反之，不良的精神状态，可以直接影响到人体的脏腑功能，使得脏腑的功能失调，气血运行阻滞，正气虚弱，抗病能力下降，而易于导致各种疾病。

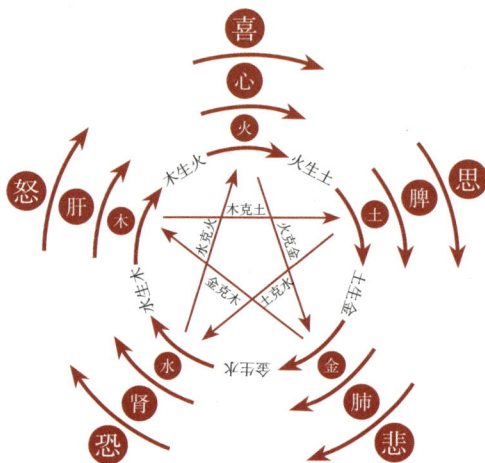

图 4-1　五脏五志的对应关系

西医学的研究也证实，心理因素对机体的健康有明显影响，心胸豁达、性格乐观开朗的人神经内分泌调节系统处于最佳的水平，免疫功能也处于正常状态，更易于健康长寿。长期心情抑郁、情绪低落的人神经内分泌功能失调，免疫功能下降，其疾病的发生率明显偏高。

## ❓010

# 三叉神经痛患者如何保持平和的心态?

视频 8

　　心态情绪对于健康非常重要，因此日常工作生活中应注意调摄情志。其中，保持平和的心态最为重要。俗话说"知足者常乐"，只要对自己的生活环境和工作环境具有充分的满足感，心态自然会平和，心情自然会愉快。这就要求人的需求和愿望，应与社会现实和个人条件相联系，不要作过分的奢求，而要易于满足（视频 8）。

　　《素问·上古天真论篇》云："美其食，任其服，乐其俗，高下不相慕。"指出人们社会地位有高低，生活水平及方式各有不同，不要去相互倾慕，而应各安于本位。一个人能做到知足，才能做到无忧无愁，拥有好心情，从而感到人生的道路上充满着阳光和欢乐，这样的人自然会健康长寿。然而，所谓的"知足"，不是不思进取、消极无为、满足于目前的生活现状，而是要求无论处在任何环境中，都能使自己的心理处于愉悦的平衡状态。

　　现代人说的"心理平衡"，古人讲的"恬淡虚无，真气从之，精神内守，病安从来"，已经告诉了我们，要防止疾病的发生，就要排除杂念，顺其自然，保持一个安闲清净的心态是一种至简至易且行之有效的手段。平和安详是一种心性的修养，是一种道德的涵养，是七情调节的最高境界。平和安详既体现为做人行事的一种处世的外在尺度，又体现为立身养性的一种内在修养。

　　可以平时多读书，提高自己的修养，塑造自己心性，培养成熟处世的态度。此外，可以通过以下三种途径来平和心境：第一，坦然宣泄，就是毫无顾虑地讲出自己的心事，找个知心的、可信赖的人，把心理的烦恼倾诉。在情绪得到宣泄的同时，还可能得到解决问题的方法。第二，自我激励，遇到困难、挫折时，在认识或不认识的人中，找一个最羡慕的人，作为模范，并要发扬自己的优点，肯定自己的能力，增强信心，振作起来，激励自己前进。第三，投身学习、工作，让自己忙起来，用有意义的活动去占领自己头脑，把不快乐的情绪排挤出去。

养生的重要方法

恬淡虚无，真气从之，
精神内守，病安从来。

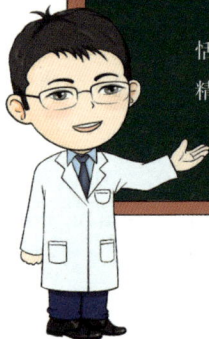

## ? 011

# 三叉神经痛患者如何适应高强度工作？

　　高强度的工作会导致人们精神紧张、躯体疲劳，二者均为三叉神经痛的诱发和加重因素。

　　三叉神经痛的患者要注意平时的生活作息，应劳逸结合，保证充足的休息、规律的饮食和营养的平衡，避免过度劳累和高度紧张，尽量不要长时间熬夜、出差，减少高强度的工作。在不可避免的高强度工作之后，要注意适当运动，放松心情，充足睡眠，恢复体力，合理饮食，提高免疫力。由此可以避免或减少三叉神经痛的发作频率及程度。

三叉神经痛患者的工作原则

避免过劳，减少紧张；
劳逸结合，充分休息；
合理饮食，保持精力。

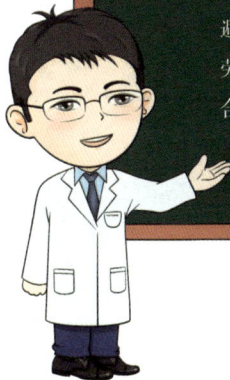

## 012

视频 9

# 三叉神经痛患者如何适当运动？

　　适合的运动项目和运动强度对三叉神经痛患者的治疗和康复是有帮助的，不过要根据自身的情况量力而行，否则就可能会带来不良反应。除此之外，三叉神经痛患者在运动时也有一些细节需要注意，运动过程中不要触动扳机点，在户外运动时，要做好头面部的保护，避免对三叉神经造成过度的温度差异刺激。日常的散步、慢跑、爬山、乒乓球、羽毛球等运动都是可以的，注意运动强度不要过大，避免劳累，以运动后微微出汗，休息后不影响日常学习、工作、生活为度。

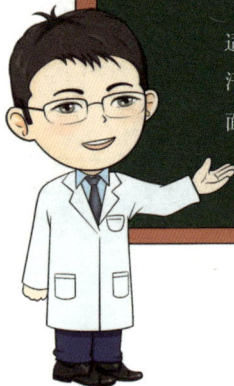

三叉神经痛患者的运动方式

适度运动，避免过劳；
汗出过甚，避免当风；
面部运动，适度有益。

　　除了常规的运动，三叉神经痛患者还可以适当进行挤眉运动。挤眉运动可以轻度牵拉三叉神经的眶上支和颞浅神经，这样能够锻炼神经和额部、颞部的肌肉以及其他的一些组织，可以改善神经功能。具体方法：用力挤眉，保持30秒左右，然后放松，间隔30秒再挤眉，重复10次左右为1组。每日做2~3组，建议坚持每日做（视频9）。

# 第五章
# 三叉神经痛的预防

疾病的预防策略都有哪些？

如何预防三叉神经痛？

如何安排劳作休息才是科学的、健康的？

什么样的饮食习惯才是科学的、健康的？

如何进行运动锻炼才是科学的、健康的？

……

## ? 001

# 疾病的预防策略都有哪些？

　　疾病预防的主要目的是消灭或消除疾病，或将疾病和残疾对生活质量的影响降到最低。疾病的预防一般分为三级。

### 1 病因预防

　　病因预防是第一级预防，是在疾病尚未发生时针对病因或危险因素采取措施，减少或避免身体健康受到不利因素的影响，同时增强个体对抗致病因素的能力，预防疾病的发生，或推迟疾病的发生。

### 2 "三早"预防

　　"三早"预防，即早发现、早诊断、早治疗，是疾病的第二级预防。要求在疾病早期，症状、体征尚未表现出来或难以觉察时，通过及早发现并诊断疾病，及时给予适当的治疗，这样就会有更大的机会实现治愈；如果疾病无法治愈，可以通过治疗，阻止疾病发展到更严重的阶段或减缓发展进程，减少对更复杂治疗措施的需要。

### 3 临床预防或疾病管理

　　临床预防或疾病管理是第三级预防，发生在疾病的症状、体征明显表现出来之后。早期通过适当的治疗缓解症状，预防疾病进一步恶化，预防急性事件的发生和复发，预防合并症和残疾的发生。旨在降低疾病和残疾给个体、家庭和社会带来的负担。

中医很早就重视疾病的预防，如我们耳熟能详的"治未病"就出自《素问·四气调神大论篇》："圣人不治已病，治未病，不治已乱，治未乱，此之谓也。夫病已成而后药之，乱已成而后治之，譬犹渴而穿井，斗而铸锥，不亦晚乎？"后世理论发展、总结提出的"未病先防，既病防变，愈后防复"即是疾病的三级预防。

从某种程度来说，疾病的预防，将疾病消除在萌芽阶段是比疾病的治疗更为重要的事情。

## ❓002

# 如何预防三叉神经痛？

视频 10

### 1 调畅情志，正气存内

情志调达是人体健康的重要标志，情志失调也是很多疾病产生的重要原因。中医认为七情包括怒、喜、思、悲、恐、惊、忧等，适当的情志反应是人体生理活动的需要，过度的情志反应是人体内生的邪气，会伤及人体正气，是众多疾病产生的重要原因。西医学认为，情志失调是内分泌失调的重要原因，内分泌与神经系统功能密切相关，过度的情志反应是三叉神经痛的重要诱因和加重因素。因此，保持调达的情绪有助于预防三叉神经痛。

## 2 劳逸结合，增强体质

劳逸结合，充分休息，增强机体的免疫功能，也是预防三叉神经痛发作的有效方法。睡眠时避免空调或电风扇直吹头面部，减少病毒、微生物入侵机体的机会。一旦病毒侵犯颜面部，容易触发三叉神经炎症反应，引起三叉神经痛。

## 3 讲究卫生，预防感染

面部感染性疾病，如急性化脓性鼻窦炎、急性中耳炎、牙髓炎、牙龈炎等，其病原体可产生毒素，对三叉神经产生不良刺激，诱发三叉神经痛。因此，一旦患有此类疾病应当及时就医治疗，避免继发其他病症。

## 4 定期查体，预防慢病

高血压病、高脂血症、糖尿病等人体慢性代谢疾病是人体神经系统的重要不利因素，长期的血压、血脂、血糖等异常是神经系统功能失调的重要原因。因此，定期查体，发现血压、血糖、血脂异常时及时早期干预和预防恶化，对避免三叉神经痛非常有帮助。

此外，还要保持良好的咀嚼习惯，避免咀嚼过多、过硬的食物。有咬合不全、颞下颌关节紊乱综合征等疾病时，应及时就医矫正，避免对三叉神经造成刺激。

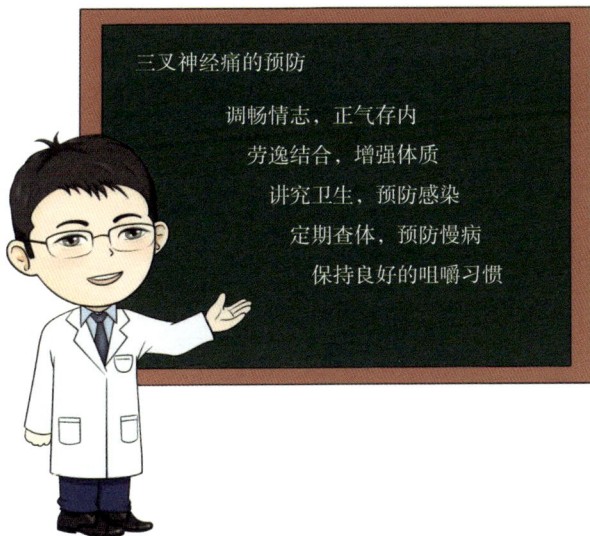

三叉神经痛的预防

调畅情志，正气存内
劳逸结合，增强体质
讲究卫生，预防感染
定期查体，预防慢病
保持良好的咀嚼习惯

**知识链接**

　　颞下颌关节紊乱综合征多发生于青壮年，常见症状为颞下颌关节区疼痛，开口受限，启闭口时有弹响或摩擦声。治疗须分析原因，针对病因进行治疗。

　　总之，三叉神经痛属于中医面痛范畴，位于头面部，多与风、火等阳邪有关。因此，预防三叉神经痛，需调畅情志，注意心情舒畅，不致肝火、心火内动，上扰于面；注意饮食节制，减少过食肥甘厚腻之品，以免引发胃火，胃火循经上炎亦可扰于面部；还应注意避免风寒、风热之邪侵扰于面部。此外，还要注意保存正气，劳逸结合，增强体质，正气充沛，不仅可以预防邪气侵扰，还可促进机体的康复（视频 10）。

## ？ 003

# 如何安排劳作休息才是科学的、健康的？

　　中医养生提倡道法自然，天人合一，对于日常的劳作休息，要顺应四季和每日的时间节律，综合考虑个人的身体状况进行合理的安排。

### 1 顺应四季的时间节律安排劳作休息

　　《素问·四气调神大论篇》告诉我们："春三月……夜卧早起……夏三月……夜卧早起……秋三月……早卧早起……冬三月……早卧晚起"，即要随着四季的阴阳变化调整作息的时间。春夏阳气较盛，因此可以晚睡早起，秋冬阴气更盛，因此应当多睡、早睡，冬季日出较晚，天气寒冷，则应晚起，最好可以等到日出再起床。

### 2 顺应每日的时间节律安排劳作休息

　　"阳气尽则卧，阴气尽则寤"是《灵枢·大惑论》篇中对睡眠的一句论述，表明睡眠与觉醒要顺应每日的阴阳变化，阴气盛则入眠，阳气盛则觉醒，特别是在阴阳盛衰交替的关键时段，应当睡眠以保养阴气和阳气，也就是我们常说的"子午觉"。

　　子时是 23 时至 1 时，此时阴气达到最盛，并开始走向衰弱，同时阳气渐盛，此时睡觉可以保养阴气；午时是 11 时至

13 时，此时阳气达到最盛，并开始走向衰弱，同时阴气渐盛，此时睡觉可以保养阳气。

所以，我们早上应当 7 时左右起床，将需要进行的学习、工作和锻炼等活动安排在上午和下午的时间段，晚上尽量不要安排高强度的活动，以免影响睡眠，中午时应当安排半小时左右的午觉，晚上应当在 23 时前进入睡眠，以保证子时睡眠的质量；秋冬可更早入眠，春夏可适当晚睡，但也不应晚于 23 时。另外，如果身体劳累，或是处于疾病状态，身体需要更多休养，则应延长睡眠的时间，避免过于劳累。

**？004**

# 什么样的饮食习惯才是科学的、健康的？

《素问·脏气法时论篇》给我们提供了饮食的建议："五谷为养，五果为助，五畜为益，五菜为充。气味合而服之，以补精益气。"日常的饮食应当以五谷主食为主，同时合理搭配蔬菜、肉类、水果等各种食物，才能提供全面的营养，充养身体。科学的、健康的饮食习惯需要长期的坚持，多样化的饮食选择、适量的饮食摄入、定时定量的饮食习惯以及注意饮食间的合理搭配，才可以维持身体健康，预防疾病。

具体可以参考以下建议。

❶ 营养均衡：饮食应多样化，包含谷类、薯类、肉类、豆类、坚果和蔬果等，以确保摄取各种营养，避免偏食或挑

食。主食中应包含一定比例的粗粮，副食中动物性食物和植物性食物应有合适的比例，以避免过多脂肪的摄入。具体可以参考《中国居民平衡膳食宝塔》。

❷ 选择优质蛋白质：选择瘦肉、禽类、鱼类、豆类、低脂奶制品和坚果等作为蛋白质来源。

❸ 保证蔬菜和水果的摄入：蔬菜和水果富含维生素、矿物质和纤维，要保证多样、充足的蔬果摄入，对健康有益。

❹ 有节律、有节制：养成定时、定量进餐的习惯，每餐按时进食，不要过晚进食或不食，吃饭时应控制在七至八分饱，不要暴饮暴食。使用小盘子盛饭，慢慢咀嚼食物，有助于控制食量。

❺ 控制油、盐、糖的摄入：尽量避免过多的油、盐和糖的摄入，以降低高血压、高脂血症、糖尿病和心脑血管疾病的风险。

❻ 喝足量的水：保持充足的水分摄入，每日饮水总量应在 1500~2000ml，有助于维持身体的正常功能。避免摄入过多的咖啡、浓茶等各类饮料。

## ?005

# 如何进行运动锻炼才是科学的、健康的？

## 1 春季——融入自然舒展身心

春季健身应充分融入大自然当中，以户外运动为主，例如慢跑、散步、赏花、放风筝等，还可约亲朋好友一起去爬山，感受万物复苏的勃勃生机，沐浴充足的阳光。经常进行爬山活动，接触大自然，有利于增强心肺功能，放松心理压力，调节情绪。但要掌握运动强度，避免对膝关节造成损伤。

> **小贴士**
>
> 春季虽然转暖，但是健身不能忽视保暖。开始锻炼时不应立即脱掉外衣，等身体微热后再逐渐减衣。锻炼结束后应立即擦干汗液，换上干爽的衣服，以防着凉。同时，在户外锻炼时，要注意选择空气质量较好的时段。

## 2 夏季——多做温和持续运动

夏季是自然界阳气最充盛的季节，也是人体新陈代谢最活跃的时期，此时可以适当增加运动量，但要避免过于剧烈和高强度的运动，否则出汗过多，会对心血管系统造成较大的负担，特别是对于患有相关基础疾病的患者，容易诱发疾病加重。

夏季健身最好多做温和、持续的运动，比如跑步、打羽毛球、做健身操和游泳等，这些运动低强度、有节奏、不间断、无高难技巧、易坚持，每次锻炼1小时左右，每周可锻炼3~5次。长期坚持运动，可增强和改善心肺功能，预防骨质疏松，调节心理和精神状态。

**小贴士**

夏季运动后全身各组织器官新陈代谢加快，皮肤中的毛细血管大量扩张，此时会大量出汗散热，不要马上洗冷水澡或开空调降温，也不要喝大量冷饮降温解渴，应当饮用温水，并补充电解质，否则毛细血管遇冷收缩，会影响机体的正常排汗散热，不但会使人感到热不可耐，还会影响体内器官的正常功能，容易感冒或腹痛腹泻，甚至引发心血管疾病。

### 3 秋季——最理想运动是慢跑

秋季气温明显下降，没有了夏季的燥热，离寒冷的冬季还有一段距离，此时可以降低运动的频率和强度，坚持适宜的体育锻炼，有利于增强身体的免疫力和御寒能力。

慢跑是一项理想的秋季运动项目，可以增强我们的心肺功能，加快体内新陈代谢，延缓身体机能老化的速度。对于中老年人来说，跑步能大大减少肌肉萎缩及肥胖症，降低胆固醇，减少动脉硬化。

**小贴士** 💡

秋季健身前应做好热身准备，等身体发热以后再脱下外衣。运动后不要穿湿衣服在冷风中逗留，以免感冒。休息时要多喝水，多吃水果，以防秋燥伤阴引起咽喉肿痛等呼吸道不适症状。

## 4 冬季——室内有氧运动为主

冬季气候寒冷，应以室内有氧运动为主，也可以在天气好的情况下适当进行户外运动。具体项目因人而异，年轻人可以在跑步机上跑步，中老年人可选择快走、慢跑、打太极拳等项目。冬季气血闭藏，运动至身体发热或微微出汗即可，避免大汗耗伤气血。

**小贴士** 💡

在室内锻炼时，要注意保持室内空气流通。冬季天气寒冷，活动前一定要做好充足的准备活动，以防造成损伤。锻炼时不要大口呼吸，应采用鼻腔或口鼻混合的呼吸方式，减少寒冷空气对呼吸道的刺激。运动后要及时穿衣保暖，勿穿湿衣，避免感冒。

无论在什么季节运动锻炼，都应当在白天进行，避免夜晚剧烈运动，避免运动至大汗淋漓。运动前后应进行充分的热身、拉伸，如此才可尽量减少运动损伤，达到更好的锻炼效果。锻炼强度因人而异，但不应过度劳累，以不影响日常的学习、工作、生活为度，在身体不适、过度疲劳的情况下应避免锻炼，选择休息。

## ?006

# 中国传统的养生功法有哪些？

中国有许多传统养生功法，如太极拳、易筋经、八段锦、五禽戏、六字诀等，它们根植于中国传统哲学中的理念，注重内外兼修，具有浓厚的文化底蕴和极高的保健价值。下面以八段锦为例，进行简要介绍。

八段锦是古代导引术，经历不断改良而成，包括八节动作，将"调身""调息""调心"有机结合，是一套完整的养生功法。八段锦通过行云流水的动作、缓慢柔和的呼吸、虚松沉静的意念，牵拉筋骨，使身体微微汗出、感受酸痛胀麻的感觉，促进正气在人体内的运行，以达到强身健体的功效。八段锦适合大众日常锻炼强身，也是病后康复人群和老年人群的理想保健方式。

将八段锦的动作口诀整理如下，可作为习练的参考。

**预备式口诀**　两足分开平行站，横步要与肩同宽，头正身直腰松腹，两膝微屈对足尖，双臂松沉掌下按，手指伸直要自然，凝神调息垂双目，静默呼吸守丹田。

**一式　两手托天理三焦口诀**　十字交叉小腹前，翻掌向上意托天，左右分掌拨云式，双手捧抱式还原，式随气走要缓慢，一呼一吸一周旋，呼气尽时停片刻，随气而成要自然。

二式　**左右开弓似射雕口诀**　马步下蹲要稳健，双手交叉左胸前，左推右拉似射箭，左手食指指朝天，势随腰转换右式，双手交叉右胸前，右推左拉眼观指，双手收回式还原。

三式　**调理脾胃须单举口诀**　双手重叠掌朝天，右上左下臂捧圆，右掌旋臂托天去，左掌翻转至髀关，双掌均沿胃经走，换臂托按一循环，呼尽吸足勿用力，收式双掌回丹田。

四式　**五劳七伤往后瞧口诀**　双掌捧抱似托盘，翻掌封按臂内旋，头应随手向左转，引气向下至涌泉，呼气尽时平松静，双臂收回掌朝天，继续运转成右式，收式提气回丹田。

五式　**摇头摆尾去心火口诀**　马步扑步可自选，双掌扶于膝上边，头随呼气宜向左，双目却看右足尖，吸气还原接右式，摇头斜看左足尖，如此往返随气练，气不可浮意要专。

六式　**两手攀足固肾腰口诀**　两足横开一步宽，两手平扶小腹前，平分左右向后转，吸气藏腰撑腰间，式随气走定深浅，呼气弯腰盘足圆，手势引导勿用力，松腰收腹守涌泉。

七式　**攒拳怒目增气力口诀**　马步下蹲眼睁圆，双拳束抱在胸前，拳引内气随腰转，前打后拉两臂旋，吸气收回呼气放，左右轮换眼看拳，两拳收回胸前抱，收脚按掌式还原。

八式　**背后七颠百病消口诀**　两腿并立撇足尖，足尖用力足跟悬，呼气上顶手下按，落足呼气一周天，如此反复共七遍，全身气走回丹田，全身放松做颠抖，自然呼吸态怡然。

对于锻炼频率，初学者开始练习时可每日 1 次，让身体逐渐适应动作和锻炼强度。随着锻炼的深入，熟练度提高，身体逐渐适应，可以适当增加练习次数，可以每日 2~3 次，以不觉疲劳、身心舒适为度。

# 参考文献

［1］沈洪兵，齐秀英．流行病学［M］．北京：人民卫生出版社，2013．

［2］徐胤聪，张继伟，吴建林，等．情志伤肝头痛证治［J］．山东中医杂志，2008（2）：81-83．

［3］杨峰．针灸联合柴胡疏肝散合血府逐瘀汤加减治疗三叉神经痛的效果研究［J］．中国实用医药，2023，18（6）：33-36．

［4］陆保全，卢爱玲，常育红．综合康复疗法治疗三叉神经痛25例疗效分析［J］．中国实用神经疾病杂志，2011，14（5）：97．

［5］耿引循，魏锦．三叉神经痛的康复治疗［J］．现代康复，2001（2）：64-65．

［6］黄宇豪．半夏白术天麻汤加减联合耳穴压豆治疗原发性三叉神经痛的临床研究［D］．江西中医药大学，2023．

［7］王洁，伍大华，谢乐．基于数据挖掘探讨中药治疗三叉神经痛的用药规律［J］．湖南中医杂志，2023，39（3）：33-37．

［8］吕红彬．羚羊角粉联合清胃散治疗三叉神经痛临床观察［J］．中国中医药现代远程教育，2021，19（23）：99-101．

［9］吴艳敏，王凯，罗卫．近三年中医治疗三叉神经痛研究进展［J］．中医药临床杂志，2020，32（5）：987-991．

［10］李科伟．活血化瘀祛风通络类中药配伍治疗三叉神经痛的效果观察［J］．人人健康，2018（17）：77．

［11］刘晓晗．川芎煮鸡蛋治三叉神经痛［J］．中国民间疗法，2015，23（8）：19．

［12］黄星．柴胡桂枝汤加减治疗三叉神经痛疗效观察［J］．中医临床研究，2014，6（24）：86+91．

［13］崔峰，李芳. 川芎茶调散加减治疗三叉神经痛35例［J］.光明中医，2013，28（11）：2322-2323.

［14］陈家冠，魏玉华. 定痛汤治疗原发性三叉神经痛30例疗效观察［J］. 河北中医，2013，35（1）：50-51.

［15］孙洪芹，林海梅. 中药验方治疗三叉神经痛［J］. 中外医疗，2010，29（2）：106.

［16］孙国明. 加味芍药甘草汤治疗原发性三叉神经痛40例［J］.河北中医，2009，31（11）：1641-1642.

［17］杜雅俊. 吸入中药治疗三叉神经痛61例［J］. 中西医结合心脑血管病杂志，2009，7（11）：1380-1381.

［18］陈敏. 蛎参定痛汤治疗原发性三叉神经痛40例［J］. 上海中医药杂志，2007（12）：25-26.

［19］杨燕彬，刘臣. 桃红芎麻汤治疗三叉神经痛96例［J］. 中国社区医师（综合版），2006（20）：78.

［20］景尧洲. 全息胚穴位按摩治疗三叉神经痛20例报告［J］.按摩与导引，1992（3）：21+42.

［21］曾嵘，吕燕，徐武，等. 穴位按摩结合贴敷治疗三叉神经痛的疗效观察及其对血液动力学的影响［J］. 湖南中医药大学学报，2018，38（1）：65-68.